雅理

我们都有在有点无聊的时候伸手去拿手机的经历：在商店里排队结账的时候，在电梯里，在公交车上，或是坐在自己车里的时候。我们越是频繁地切换到一项新的、更刺激的任务，大脑就越频繁地得到奖励。但是也有不好的一面。实际上，我们就像小狗一样，在追自己的尾巴。我们用数字设备来暂时避开无聊的局面，结果就是我们变得越来越无法忍受枯燥乏味的工作，因此也会更容易感到无聊。

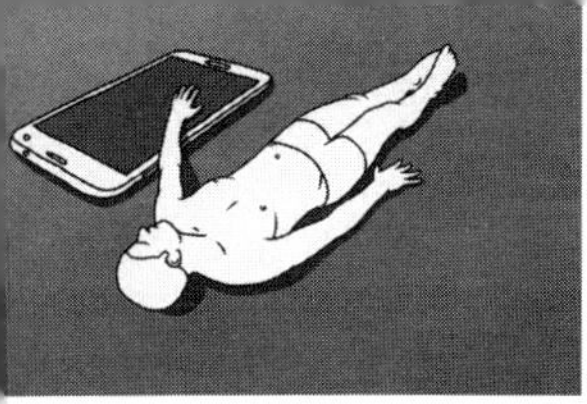

凡人三部曲

# Rewired

PROTECTING YOUR BRAIN IN THE DIGITAL AGE

# 放不下的手机

## 你的失控，来自被重装的大脑

[美] 卡尔 · D. 马尔奇　著
Carl D. Marci

舍其　译

中国科学技术出版社
· 北　京 ·

献给我的孩子，卡姆、阿里亚和卢克

# 目 录

# 引言

最适合植树的时候是二十年前。其次就是现在。 1

——西谚

那天的情形在我记忆里就像发生在昨天一样。身为公司总裁和首席科学官，我并非总是参与我们的实地研究工作。但公司有些高管计划参观实验室，现场观看我们的研究如何进行，所以那天早上我坐美国铁路公司的火车去了曼哈顿中城，好监督这次参观。多个小起居室里都有闭路电视，因此我们可以看到前几位参与实验的人。这些年轻女孩子会看一小时电视，我们则会记录她们在此期间怎么使用智能手机，还会记录她们的眼部运动，并传给波士顿的研究团队以供分析，而她们每人会拿到150美元。她们当中有一半被要求把手机放在别的房间，而另一半人可以把手机留在身边，这样我们就可以比较她们这两组人的行为。

我马上注意到这组第一个参与人员有些奇怪。手机不在身边，她明显很苦恼——皱着眉头，如坐针毡，在座位上扭来扭去。她紧紧抓着椅子扶手，魂不守舍。刚开始我还以为她只是在适应陌生环境，要不也可能是焦虑症发作了。但过了一阵，这些古怪行为并没有消失。随后我想她是不是在嗑药，我们有些研究会碰到这样的情况。但在这次研究进行之前，研究人员并没有注意到任何奇怪的行为。

2 随着实验进行，她的古怪行为愈演愈烈。我开始琢磨她会不会早走。大概 10 分钟后，这事儿真就发生了。她一跃而起，冲出房间，抓起手机和其他随身物品，钱也没拿，也什么都没说，就离开了大楼。这样的人不是只有她一个。

2011 年秋天还是智能手机革命的早期阶段。特纳广播公司的研究团队付钱让我们做一项消费者神经科学研究，用来了解一个新现象：在观看电视画面（媒体和广告业高管通常称之为“第一屏幕”）的同时也在使用第二屏幕（智能手机或平板电脑）的情形。我们预计，观众会在有手机的时候玩手机，看电视广告的注意力也会显著分散，而没有智能手机的观众会更专注于电视广告。我们发现事实的确如此。但让我们没有料到的是那些手机被拿走了的参与者的反应。

我们招募的女性，年龄都在 18 岁到 22 岁之间。她们都是重度媒体多任务处理者：她们跟我们的招募人员说，她们经常一边看电视，一边玩手机。所有参与者被随机分成两组。我们要求第一组女生看一小时电视，同时她们的手机也在手边，也只给了她们一些简单指示：“就像你在家看电视的时候那样玩手机。”而第二组的女生则被要求整个研究期间都把智能手机和其他所有科技产品放在一个安全的等待区。

这些年来我们研究过的参与者有好几千人，但没有一个让我像那天一样惊讶。年纪轻轻、身强体健的人，身体上和精神上却极为痛苦，似乎完全就是因为手机被拿走了。这样的人不止一个。我在第一位参与者身上看到的古怪行为，在另外几个人身上也出现了。而获准把手机留在身边的那一组，所有人都是完成了一小时的研究后才离开的。她们都镇定自若地看着电视，时不时地看看手机，然后拿钱走人。

此情此景让我很想知道究竟发生了什么。会不会是因为，这些女孩子因为跟她们的智能手机分开了，所以经历了某种形式的戒断反应？我突然想到，她们的行为就跟20世纪50年代放在斯金纳箱里做药物研究的那些老鼠一样，我还在读医学预科和心理学本科的时候就在教学录像上看到过。斯金纳*
是行为理论之父，他把实验鼠放在一个小盒子里，老鼠可以在 3
里面按下控制杆，得到糖水或可卡因、海洛因之类的毒品。斯金纳老先生可谓名满天下，而这个实验也是他出名的原因之

* 对于索引中已收录的音译原名，正文中将不再标注，需要参考的读者，可到索引中查找。——编者注

一。实验鼠很快学会了选择毒品而不是糖水，过了一段时间后甚至成瘾了。随后斯金纳从实验鼠那里拿走毒品，并观察它们的行为有什么变化。毒品被移走的老鼠在盒子里焦躁不安地扭来扭去，表明有一定程度的躁动。这是深入了解成瘾大脑无法继续滥用药物后的戒断反应行为表现的早期尝试。

这些新出现的智能手机使用习惯也会让人成瘾吗？看到那个女孩子在那儿坐立不安的时候，我也直接看到了一个新的现实，一个比我们那些庞大的媒体客户感兴趣的、可怕得多的现实。特纳广播公司极为关心，这种强大的移动媒体技术会以哪些方式改变电视消费习惯，以及这种改变会多快发生。但他们关心的事情主要是跟广告收入有关。我看到了别的问题。我有幸跻身媒体研究前沿，看到人们的习惯在我眼前改变。而身为训练有素、已浸淫大脑研究多年的医生和精神科专家，我认为广告收入还不是我们最需要担心的问题。

我们这个世界正在改变，飞速改变。我们的工作方式、我们的旅行方式、我们自娱自乐的方式。最重要的是，我们互动和交流的方式。实际上，变化实在是太快了，甚至让我们都很难理解过去十年发生了什么变化、发生了多少变化。我们大脑的装配方式无法理解这么复杂的局面。我们会在此时此地储存和回忆跟我们有关的事物，而如果变化发生得太快，我们把事物放在历史背景中去理解的能力就捉襟见肘了。

我们的大脑作为信息处理器并不完美，然而我们已经习惯于把我们的大脑想成是电脑。这个比喻实在是太强大了，以至于现在如果说我们是装配起来的，或是说需要重装，这样的说法也不会再让我们觉得难为情。但在电脑的处理速度、效率和容量都在突飞猛进的时候，我们人脑的处理速度、效率和容量却似乎在下降，后果会非常严重。本书要讲的就是这些。

现代媒体格局为儿童、成人、父母、照顾者、教育工作者、政治家和研究人员等提出了重要问题。了解应该什么时候让小孩子们接触什么类型的媒体，以及如何设置限制，是我们所有人越来越关心的问题。互动程序，无论是教育类的应用还 4
是休闲游戏，都越来越受欢迎。其中有些对学术研究人员来说实在是太新颖了，以至于他们除了能提出一些初步见解，无法给出更多评估。因此我们不得不回顾一些以前的研究，把旧媒体研究当成解读新媒体影响研究的指南。而借助现代神经科学视角，有些相关主题也变得清晰起来。

我们的大脑每时每刻都在变化。从我们出生那天到死亡那天，神经系统一直都在重装，尽管在我们生命的不同时期重装的方式有所不同。所有经历都会影响我们的身份和变化。无关紧要的经历对大脑的影响较小，而重要经历对大脑的影响则会很大。有些经历让我们的大脑变得更好，也有些经历让我们的大脑变得更糟。我们在移动媒体、通信和信息技术方面的经历也没什么两样。在教室里，在工作场所，在我们生活中的任何角落，屏幕都无处不在。屏幕很容易移动也很容易获取，促使我们每天都会得到无数次或大或小的屏幕经历。这些经历带来了新的习惯，影响了我们的心理和身体健康，定义了我们的身份认同（或者说我们的人设），影响了我们的人际关系，与此同时也重装了我们的大脑。

"重装"这个比喻贯穿全书，但并不是说重装我们的大脑就必定是好事或者坏事。这么说是想要提醒大家，我们在改变自身习惯的同时，也改变了我们的大脑。仅此而已。如果我们对巨大的变化视而不见，面对口袋里的超级计算机的力量也不够积极主动，这个重装过程可能就会产生负面后果。对于全球都转而使用这些设备会带来的后果，如果我们不闻不问或是淡然处之，那么对于这个越来越依赖于同一种设备的社会的所有层面，就都可能会产生极为恶劣的结果。这些都是本书将展开探讨的主题。

本书第一部分题为"装配：已连线的大脑"，为探讨这些话题做好了准备。我回顾了媒体和广告发展史上的一些重要节点，这些节点为我们美其名曰智能手机的迅速崛起创造了条件。随后我介绍了跟人脑中最复杂、最精细的区域——前额皮质有关的一些关键概念。无论是在物种进化史上，还是在个人生命体从童年到成年的整个生命周期中，前额皮质的威力都显而易见。人之所以为人，前额皮质是其中关键。执行功能就从前额皮质中产生，在我们的人际关系中，前额皮质也发挥了关键作用——人际关系之所以会出现，就是因为我们从一开始就被装配成了作为社会性生物要互相连接起来的样子。 5
前额皮质也是大脑中最容易受到我们不断变化的媒体和技术行为影响的区域。

与此同时，前额皮质也是我们在数字时代抵御诸多新威胁的最佳防御系统。那些过度刺激和其他网络上的花招和诱惑，带着无穷无尽的奖励和强制循环，真的是触手可及，而大脑的这一部分非常强大，能保护我们不受这些诱惑。运转良好的前额皮质会帮助我们解读并管理从更原始的奖励和情绪中枢得到的反应，是形成人际关系和有益的自我认知的关键。前额皮质能帮助我们在学业上和工作中取得成功。

上面这些能力结合起来，就使前额皮质成了控制冲动的重要仲裁者。前额皮质守护着我们，让我们不会做出糟糕的决定，从而也减轻了会带来不良习惯、让我们成瘾的不健康行为的影响。我们会看到，当前额皮质受到压力、疏忽、疲劳、媒体多任务处理、信息过载影响，或是屈服于网上无处不在的过度刺激和虚假信息时，哪怕是轻微受损，都会让我们自己处于极大风险之中。随着我们为自己、家庭和社会做出有益判断和决定的能力下降，我们形成不良习惯并最终成瘾的风险也在与日俱增。

这就是本书第二部分“重装：受冲击的大脑”的主题。这一部分会引领我们去了解，智能手机在我们生活中迅速崛起，会带来哪些后果。我研究了这个不断变化的世界从生命之初开始对我们的影响，确认了从婴儿期开始使用智能手机对前额皮质的主要影响，也探索了这些现象对正在成长的大脑和人有什么不良后果。这部分的目标是建立一个框架，让家长和所有人都能以现有的最好的科学研究为基础，来理解这些新的建议。

人生每个阶段都会给大脑带来独特的挑战。其中一个挑战是媒体多任务处理，参与纽约的时代华纳媒体实验室的研究的年轻人，面临的就是这个挑战。我们几乎所有人都已经接受了这个习惯，但这个习惯有其危险。我会介绍一项研究，结论是多任务处理骗过了所有年龄段的人，让我们以为我们的工作效率变高了。实际上，多任务处理会让速度和效率双双下降，因此就算工作更加努力，我们的产出也可能会变少。随后我转向了针对成年人的研究，探讨了大脑中习惯和成瘾的细微区别，并讨论了忽略新习惯的后果：可能会对我们的人际关

系和身心健康都产生深远影响。 6

尽管我们的数字习惯在生命任何阶段都会造成危害，我们也并不是没有机会保护我们的大脑。在本书第三部分“重装之后：更好的大脑”中，我会引领读者全面了解数字素养（digital literacy），告诉大家如何在我们自己，我们的同事、朋友和爱人身上发现数字时代的问题。这部分也包含了十条经验之谈的建议，可以帮助我们保护大脑，尤其是前额皮质。面对时代的冲击，我们要时刻想着自己能采取哪些行之有效的解决办法。

仅仅弃绝数字生活并不可行。我们也做不到。而且这些技术中也有很多可取之处。智能手机及相关工具提供了信息、交流、媒体和商业的便携式动力源泉，让我们得以（并鼓励我们）与娱乐、新闻、工作、教育、朋友和家人建立持续联系。这些技术真正把世界放到我们指尖，很少会离我们而去。

这些技术带来的好处显而易见也无可辩驳，但我真正关注的并不是这些。实际上，我想冷静审视一下这些技术的代价和负面结果，以及我们都有哪些减轻负面影响的机会。迅速采用这些技术，以及这些技术带来的前所未有的行为变化，能够说明为什么我们对这些技术的影响越来越关注，即便我们对这些技术的无孔不入也已经越来越适应。新习惯，新的内容形式，以及适应移动媒体、通信和信息技术的新方式，正在以意义重大的方式改变我们孩子的发育过程和我们成年人的大脑。在探讨智能手机等技术对发育中并最终成熟的前额皮质的影响时，我的目标并不是把所有可能出现的话题都一网打尽，而是想要重点强调那些清晰地证明了数字素养对我们所有人都有好处的研究。

智能手机尽管带来了那么多挑战，但由于好处实在是太大了，肯定会继续存在下去。我们需要共同努力，在我们曾亲切地称之为信息高速公路的地方设置一些红绿灯和警告标志。我们也需要了解，如何利用这些日新月异的技术为我们更健康的生活方式服务，同时避免其不良后果。这个移动技术的世界瞬息万变，连接从未中断，奖励从未停止，后果也非常真实，而我们作为一个社会群体，在面对这个世界时需要更加主动，而不能被动。

## 7 新冠疫情带来的考量

新冠疫情改变了我们生活的几乎所有方面，对我们的身心健康来说，有些至关重要的活动甚至都被迫停止了。但是，除了惊人的死亡人数、经济冲突和我们的工作、学习和娱乐不得不中断外，新冠疫情对儿童和成年人心理健康的影响也带来了一系列独特问题。想想吧：足不出户、与世隔绝、远程工作、上网课；从小学生到毕业生，现场娱乐活动、出行和社交聚会全都没有了。2020 年 3 月以来，我们很多人花在屏幕上的时间都比以前要多得多，这个现象对身心健康的影响放之四海而皆准[1]。

我们甚至给这些新问题起了诸如“Zoom 疲劳”“疫情恐慌症”之类的名称。我们学会了终日坐在视频会议前不停发消息，让 Teams、Slack 和 WhatsApp 上面的同事头大如斗、精疲力竭。尿遁*的时候，我们希望自己按对了静音按钮，关掉了摄像头。长日将尽，我们把疲惫而紧张的双眼从屏幕上移开，稍微休息一下好吃个晚饭，随后便是在上网本上或 Seesaw 应用上辅导孩子们完成家庭作业的时间。终于爬到床上之后，我们会开始回想，疫情之前有没有过累成这样的时候——很难想起来了。那还得是我们非常幸运，能有一份让我们可以在家上班的工作，我们的孩子也有上网课的资源。

疫情之前我们也会花大量时间上网，看视频、聊天、打游戏。那时也形成了一些新的习惯，其中一些近于成瘾，所有这些也都有其后果。自从疫情开始以来，情形每况愈下。人类行为本就复杂，其间变化总是很难理解，而研究人员也才不过刚刚开始一头扎进海量数据里。但是，如果说新冠疫情之前人们

---

* 尿遁，用来形容逃避责任的人，即开会的时候，遇到棘手问题，借口要上厕所来逃避。——编者注

对这些问题的担心就已经越来越多，那么疫情以来就更应该敲响警钟。

新冠疫情对我们在屏幕面前的行为产生的整体影响显而易见，但并不是那么容易理解。我们比较了 2019 年 3 月，也就是疫情之前，和 2020 年 3 月，也就是疫情刚开始时，美国成年人在线阅读新闻和时事所花的时间，发现后者增加了将近三倍。2020 年复活节那个周末，新冠病例数仍在增加，美国人为了从新闻中转移注意力而诉诸在线娱乐，花在流媒体上的时间达到了历史新高。有一项全球数据估计，与 2019 年 5 月相比，2020 年 5 月儿童盯着屏幕的时间翻了一倍。有人称之为“新冠效应”，从中可以看到，人们花在游戏、社交媒体
8 和与上课有关的应用上的时间增加了。一年多时间里全球各地屏幕使用习惯的改变，可能会产生惊人后果[2]。

有多惊人呢？本书反复强调，相关不等于因果。但如果我们考虑疫情期间媒体、通信和信息技术使用的变化，看到有那么多成年人和孩子的生活被打乱，那么再听说有统计数据表明心理健康危机日益严重也不会觉得奇怪了，而这些问题带来的后果，会比新冠疫情产生的后果久远得多。

研究表明，疫情期间的压力达到了前所未有的水平，社会上几乎所有地方都在呼吁，需要更多心理健康资源。英国政府调查显示，2019 年 7 月到 2020 年 3 月，有 10% 的英国成年人

报告有抑郁症症状，而 2020 年 6 月这个比例达到了 19%。在美国，2019 年 6 月到 12 月报告有焦虑症或抑郁症症状的成年人为 11%，到 2020 年 12 月则达到了 42%[3]。

本书写于新冠疫情以保持社交距离的名义迫使全球各地数亿人足不出户之前，而疫情以来，人们更加依赖于媒体、教育和生产力技术。即使危机得到解决，这场疫情对屏幕使用时间、媒体多任务处理，以及与数字时代相关的行为变化的影响，也很有可能会持续下去。毕竟在数字技术对我们生活的影响上，新冠疫情只是加强了长久以来的趋势，让本书所研究的问题变得更加迫在眉睫而已。

# 第一部分　装配：已连线的大脑

# 第一章
# 媒体很重要

在网上浏览新闻的时候，有个标题引起了我的注意：《一男子因电子设备分心在日落悬崖坠亡》。很让人震惊，也很悲剧。 11

当局确认，遇难者是一名到圣地亚哥拜访朋友的 33 岁印第安纳州男子。目击者称，他没看脚下的路，明显是在“低头看手里的设备”。智能手机或别的什么手持数字设备吸引了他的注意力，他失足掉下近 20 米高的悬崖，据称当场死亡。当局利用这起事故警醒人们，在使用数字媒体设备时，无论是想一边开车一边发消息还是正在享受徒步旅行，都一定要留心周围的环境。

因为被数字设备分心而导致死亡或其他身体上的不幸，2015 年的这起事故并非唯一一例。就在同一年，两名游客在泰姬陵摆姿势自拍时从台阶上摔下来，其中一人头部受重创身亡，另一人腿部骨折。在西班牙一年一度的奔牛节上，有一名男子在给自己拍照时过于专注，没能避开牛群的奔跑路径，被牛角刺死。有个女子一边在手机上码字，一边从码头上掉进了密歇根湖。还有个女子一边走路一边玩手机，结果掉进了商场里的喷水池。两人都没受什么伤，但那个掉进喷水池里的——商场保安把她掉进去的视频发到社交媒体上之后——觉得很丢人。保安在从多个角度反复观看那段视频时的哄笑声清晰可闻。这段视频在网上疯传，这个女子后来在接受采访时以泪洗面，脸上大写着悲伤[1]。

12 当然，这里面有些例子很极端，但是都说明了因为现代科技而养成的一些行为习惯会带来多严重的后果。新的媒体、通信和信息技术让我们养成的很多习惯，不只是会因为分心而造成越来越多的事故，也会降低生产力，破坏人际关系，带来心理和生理健康问题以及公共安全问题，这些都是我们作为社会整体来说需要认真对待和解决的。实际上，我们这些新的行为习惯有很多后果都非常严重，以至于专家都开始用成瘾这样的词来描述了。这些情形表明，新的技术应用带来的好处非常强大，甚至让我们的大脑发生了重装，好让我们能自动响应应用程序和消息的所有提示音，而不去考虑这种行为习惯在特定情形下可能会带来什么风险。

尽管这些技术能带来很多好处，还是有迹象表明，很多人都认识到这些技术有其负面影响。福特汽车公司对9个国家的消费者做的一项研究发现，有78%的女性认为科技是睡眠不足的原因之一，也有63%的成年人认为，是科技让他们没有以前那么有耐心、有礼貌了。这项研究还发现，约80%的成年人认为，社交媒体更像镜花水月而不是实实在在的东西，也就是说，人们认为网络上的人设通常要么是假的，要么是服务自我的。报告称，这是一个“科技螺旋”，而导致这个螺旋出现的原因包括持续的联系、我们沟通方式的变化，以及无数个小时从不间断地消耗娱乐、社交媒体、广告、信息以及太多虚假信息[2]。

每。时。每。刻。

福特报告的结论是，在应对我们这个不断变化的技术世界时，现在有清晰明了、不可否认的证据表明，我们跟移动媒体、通信和信息设备之间有一种爱恨交织的关系。谢里尔·康奈利是福特公司的资深未来学家，她在报告引言中表示：“技术一直在以令人灵魂出窍的速度发展，但同时也在推动我们更深入地思考技术发展对我们生活的影响。”越来越多的人声称，我们越来越依赖移动设备，已经对社会产生了负面影响，康奈利也援引了这个观点。

我们正变得越来越分心，越来越分裂，也越来越消沉。我们正在改变我们的社会纽带和大脑的性质。过去我们关心、在乎的人和经历，我们也不再以亲密的方式与之接触。改变是有代价的。我们作为社会整体在努力界定一种新形式的数字素养时，我们总体上的科技生活平衡也需要调整。在采用现代移
13 动技术、接受这些技术带来的种种好处的同时，我们也需要认识到，在适应这些应用的过程中产生的日益严重的后果。

现代智能手机重装了我们的大脑，改变了我们的生活，我们的行为习惯也发生了巨大变化。在这个过程中，我们应该如何着手了解这背后的驱动力？在向前看、试图重新找回平衡之前，我们需要先回头看一下，看看我们是怎么走到今天的。

## 不断变化的世界

为充分领略当今我们与现代媒体技术之间的关系的巨大变化，我们需要先回答一个重要问题：媒体是怎么成为我们生活的主宰的？

社会学家托德·吉特林提出了一个很有说服力的理论。他认为，20 世纪初，工业革命的成果正在实现时，美国的工人和雇主做了一次心照不宣的交易。一方面，工人可以利用生产力提高带来的好处，减少工作时间，获得更多空闲。很多欧洲国家都走上了这条道路，选择让假期更长而不是让工资更高。而另一方面，工人也可以选择增加收入。吉特林认为，美

国的企业家和劳动人民选择让自己的腰包越来越鼓。

有了更多资金和新技术让生产速度加快，公司也开始意识到，有机会提高利润。生产新产品，同时让既有产品沦为过时产品相对来讲变得越来越容易，因此各家公司可以不断推出经过改进的商品和服务，而面临的挑战就是要确保有这个需求。要创造大众消费市场，就需要面向大众的广告。公司滚动推出的信息源源不断，渗入并深刻影响了我们的集体意识。吉特林指出："理想中的完美社会花钱就能买到，这样的说辞可以说无处不在。即使在抗议工作时间太长的同时，工人们也越来越喜欢通过买买买而不是更多空闲时间来得到快乐。"[3]

让这种"完美社会花钱就能买到"的说辞无处不在的，是一种为广告提供了必要渠道的新型媒体平台。早年间，这个平台主要是由带广告的广播节目、报纸和杂志组成，而 20 世纪中叶出现的电视，用很容易就能得到的现场新闻、体育比赛
和娱乐节目的动态画面，让我们的客厅大为改观。早期有付费 14
赞助商的电视节目只在少数几个广播网络上播出，为媒体公司和在媒体上做广告的公司带来了大量观众和巨额利润。一段时间之后，我们的行为习惯发生了剧烈改变，消费的媒体内容比以往任何时候都要多得多，而且是以新的方式，在新的环境下。

大众市场随着电视的演化发展又迈出了一大步。有线电

视作为地面广播的替代品到来并最终取代了地面广播，随后娱乐网络蓬勃发展，面向所有年龄段的节目内容也都迎来了大爆炸。更多内容也就意味着更多的媒体消费、更广大的受众和更高的广告收入。但慢慢地，这些受众逐渐分化，催生了越来越复杂的媒体和市场研究，“细分”的概念也应运而生，不仅根据年龄、性别和地理位置，还会以品味、偏好和收入为依据。

但是，就算媒体技术变了，在20世纪50年代和90年代之间也还是有些东西是不变的。电话是通信设备，电脑是生产力设备，电视是娱乐设备——消费需求不断增长，用广告来滋养和满足这种需求的能力也越来越强大，是这些设备背后共有的驱动力。

个人电脑、互联网和智能手机的出现破坏了这些不变量。现在，所有屏幕对所有人来说都是一切，越来越是这样。以前主管媒体和市场研究时，我曾亲眼看见现代媒体消费者的转型，以及智能手机技术对我们与媒体平台和内容的互动方式有什么影响。在没那么遥远的过去，大众媒体还是人人共享的共同经历。各个组织都想通过大众营销接触到大量的各式各样的受众。而今天，还是这些组织，已经把精力放到了针对性的营销上面。他们的目标是，以个性化的诉求影响个体消费者的选择，而不是用一条信息覆盖所有电波，寄希望于会有很多消费者注意到。

现在我们可以自主选择看什么、在哪里看、什么时候看、怎么看，这些仅仅在几年之前都还不可想象。而所有这些选择带来的结果，就是花在媒体上的时间大幅增加。我们来看看尼尔森公司的统计数据。尼尔森公司是世界上历史最悠久、规模最大的媒体观看和购买数据提供商，在那段发生巨大变化的历史时期，我在这家公司担任过几年全球首席神经科学家和执行副总裁。尼尔森统计了 10 种分送装置上的媒体使用情况：直播电视、流媒体节目、调幅和调频广播、智能手机（应用程序和网页）、个人电脑、数字录像机（DVR）、DVD 播放器、平板电脑（应用程序和网页）、电子游戏机以及被归为“其 15
他”的多媒体工具。数据结果在尼尔森公司每季度发布的《观众汇总报告》中公布，从中我们看到，不到 20 年时间，人们花在媒体上的时间和使用的设备均发生了巨大变化。按照尼尔森公司的数据，2002 年美国成年人每周平均会花 48 小时在媒体上，主要是通过电视、广播和录像带。到 2015 年，使用量上升到了每周将近 64 小时。2016 年，美国成年人通过 9 种不同的媒体设备每周花在媒体上的时间达到了惊人的 74.5 小时——每天 10 小时 39 分钟。2018 年，这个数字超过了每天 11 小时。而现在，美国人每周花在媒体上的时间，相当于两份全职工作[4]！

过去20年间，每周额外找出30多个小时用在媒体上，美国人是怎么做到的？答案是：移动媒体技术和媒体多任务处理的出现。尽管看电视仍然占了儿童和成年人观看行为的大头，但2011年，美国人均每周观看电视节目的时间出现了下降。尼尔森公司从1950年以来就一直在统计收视率，这还是公司历史上第一次看到这个数据下降。尽管如此，总的媒体消费时间还是上升了，最大增长来自可以通过互联网访问媒体内容的便携式个人媒体设备。这些个人媒体设备用来弥补电视收视率的下降绰绰有余，而其中最主要的就是智能手机[5]。

## 新的第一屏幕

今天我们往往会忘记最早的相对“智能”的手机是什么样子：具有电子邮件和上网功能的手机，尤其是黑莓公司（RIM）的黑莓手机，2002年刚推出时还是一款双向寻呼机；以及美国的“奔迈”手机（Palm Treo），是第一款能发送电子邮件、允许用户从联系人列表拨号的移动设备。但我们很多人都记得2007年那个改天换地的时刻：苹果公司推出了口袋大小的苹果手机，配备了复杂而直观的触摸屏、先进的操作系统以及令全世界都叹为观止的软硬件性能。更多公司迅速跟进，例如谷歌公司推出了安卓操作系统跟苹果公司的iOS操作系统叫板，三星公司也推出了一系列手机，与苹果公司的硬件针锋相对。

这种新一代智能手机所具备的功能吸引了全球各地的用 16
户，其中最重要的就是上网。对，这些手机很时尚，用起来很方便，集成了短信等很有价值的功能，同时还能播放音乐。但推动人们快速采用智能手机的，是能持续连接到互联网，以及可以用到第三方软件应用（也就是应用程序）的功能。永远在线的网络链接使用户能够访问不断增长的软件库，也让他们能够消费同样在线的任意媒体内容。有了这些工具，用户也可以成为媒体内容的制作者。身为新媒体制作人，他们还可以向广告商出售内容乃至有价值的“地产”。但最重要的是，有了智能手机在手，用户很容易成为广告的目标。特纳广播公司前首席研究官杰克·瓦克施拉格说：“智能手机的移动性创造了新的时间市场，拓展了人们观看视频、被广告吸引的地点和能力。”[6] 而所有这一切又进一步让智能手机日益流行。

苹果手机的销量直线上升，到 2011 年 8 月，苹果公司已经超越埃克森美孚，成为世界上市值最高的公司。统治市场的权力从石油和能源行业转向信息技术行业，从重工业领域转向通信、媒体和数据领域，这一转变很有象征意义。2018 年，苹果公司打破了另一项纪录，成为第一家市值达到 10 000 亿美元的公司。而在这两个时间节点之间，智能手机也在 2016

年夏天悄悄跨过了另一个重要的里程碑，占据了超过 80% 的手机市场——这时离苹果最早推出手机才不过 9 年时间[7]。

实际上，智能手机已成为人类有史以来采用速度最快的技术，从而设立了新的标杆。技术史专家认为，采用速度的变化，或者说普及率的变化可以很好地表征社会吸收技术的速度，技术本身千差万别，但不同技术的增长率可以由此比较一番。他们认为，在考虑变革性技术时，普及率从 40% 到 75% 的变化是一个重要基准。在美国，电力和电话的普及率从 40% 上升到 75% 所花的时间超过 15 年。个人电脑和互联网花了 10 年左右[8]。电视花了 5 年，在很长时间里都一直独占鳌头。而尼尔森公司等机构的数据显示，仅仅 3 年时间，智能手机普及率就从 40% 飞跃到了 75%。这个成绩也太惊人了。

大面积普及的智能手机改变媒体市场的方式，很多电视行业高管和大品牌高管都始料未及。因此，尽管随着市场趋于
17 饱和，智能手机销量的增长速度有所放缓，但数字广告上的支出可没有慢下来，而背后都是消费者对新内容、新应用的无止境的需求，此外也因为移动设备是吸引用户注意力的最佳工具。于是 2017 年，在线广告支出首次超过了电视广告[9]。在广告界，联网的移动设备成了新的第一屏幕，把电视占据了几十年的霸主地位夺了过来。

尽管我也认为联网是智能手机成功的关键因素，但我也

不想贬低另一个值得载入史册的功能。智能手机复杂的摄像头，已经让我们跟照片、视频以及我们和他人的形象之间的关系发生了永久改变。我两岁的小女儿在我的苹果手机上看到自己刚才在做的事情，我的手机偶然捕捉到了这个视频片段。我饶有兴味地看着她，她停下来，好奇地笑了笑，随后大笑着喊道："爸爸，再来一遍，再来一遍！"为了满足她的好奇心，我照办了。

这么小的年纪就在我们自己和他人随时都能看到的视频或照片上看到自己，会产生什么影响？现在的年轻人有美颜滤镜和手机支架，随时随地都能访问社交媒体，他们观看视频的方式跟仅仅是几年前的青少年就已经不一样了。这对他们正在形成的身份认同会有什么影响？尼尔森公司以前的一位高管史蒂夫·哈斯克（Steve Hasker）说："如今的青少年更喜欢看自己踢球，而不是看（足球明星）大卫·贝克汉姆（David Beckham）射门。"[10]

行为习惯在发生变化的不是只有小孩子和青少年，我们所有人都是如此。美国家庭平均有25台联网设备，包括智能手机、笔记本电脑、台式机、流媒体设备、智能电视、游戏机和健身追踪器等。结果就是移动媒体消费、数字通信和信息处理比以往任何时候都多[11]。全球各地都是这样。印度、中国和非洲国家正在形成"移动优先"和"仅限移动"的文化，在选择屏幕时，智能手机取代了电视和个人电脑。

我们也会用智能手机在各种各样千差万别的情境下访问移动媒体内容，仅仅是数年前，这一幕都还无法想象。我曾提到的另一个行为习惯因之应运而生，这也是贯穿本书的另一个重要主题：媒体和技术的多任务处理。现在我们随时随地都能用到媒体、通信和信息技术——在商店里，在公园里，躺在床上，走在街上，坐在车里——经常还是开着车的时候。

18 几年前还无法想象的事情，今天已经不离须臾。这同样并非美国独有的现象。说到总体的媒体消费，尽管美国是老大，但互联网和智能手机也在全球各地推动着类似的发展趋势。全世界对电视、广播、报纸和杂志等传统媒体的使用量总体上下降了，但通过移动媒体设备，对媒体和娱乐的消费还在大幅增加[12]。

是什么在驱动我们把那么多时间花在媒体上？1973 年，早期的媒体研究人员说，我们会用到媒体有诸多原因：“为了跟别人较量一番，为了得到关于日常生活的信息和建议，给自己的日子提供一个框架，让自己在文化上为向上流动的需求做好准备，或是为了让自己感到有尊严、有用从而感到心安。”[13] 也就是说，媒体满足了人们意识到的各种各样的个人和社会需求。

今天，这些需求只会成倍增加。现在我们不仅会为了获得信息、娱乐和证明自己，也会为了自我表达、友谊和情绪唤醒而使用媒体。我们从媒体中得到的用处、满足感和回报，比以往任何时候都更加多样化，情绪也更为丰富。移动媒体、通信和信息技术能在那么多地方满足那么多需求、带来那么多好处，这个能力让我们养成了与移动技术有关的新习惯，也迅速改变着我们生活、爱和劳作的方式。然而，尽管这些好处不可否认，但同时这些新习惯也正在以可以预见的方式改变着我们的大脑和行为，并会产生意想不到的代价和后果。

## 媒体：情绪调节器

2011 年秋天，我的公司，内省研究公司（Innerscope Research）承接了一个很让人兴奋的新项目。要论用神经科学技术来回答这个不断变化的世界中跟媒体消费和市场营销有关的问题，我们公司首屈一指。时代公司，也就是《时代》和《人物》这两本杂志的出版商，要求我们给他们做一项揭示性的研究。贝齐·弗兰克是时代公司高管，也是媒体研究领域的领军人物，她想了解快速演变的媒体格局，以及不同世代的消费者都是怎么运用新的数字设备的。要真正了解这些变化，她需要采用新的研究方法。

我们公司设计了一项研究，可以被动监测数字原住民和 19

数字移民这两组人群在生活中的媒体消费。数字原住民定义为 1990 年以后出生的年轻成人，他们在数字时代长大，从来没见过没有互联网的世界。一般认为，他们会对连接到互联网的数字媒体平台更感兴趣，而对“传统媒体”，也就是不能联网的媒体，就没那么感兴趣了。数字移民出生于 1990 年以前，有可能像我一样，在那以前很久。他们还记得传统媒体占据主导地位的日子，那时互联网还没出现，或者才刚刚出现。数字移民必须适应数字时代。

参与这项研究的人都生活在波士顿地区。他们全都有智能手机和 iPad，我们付钱让他们按正常方式生活，只是需要佩戴有摄像头的特殊视点眼镜，会把一天半测试期间的所有时刻都记录下来。他们还会佩戴一条统计生物信息的腰带，可以测量他们对环境的生理反应。这项研究相当“技术流”，也很有挑战。这是一项开天辟地的研究，收集到的 300 多个小时的数据也是独一份的。完成实地考察工作后，我们继续完成对这些数据进行编码和分析的艰巨任务，我们称其为“生命中的生物统计日”[14]。

结果改变了我对新兴媒体习惯及其对我们行为和大脑的影响的看法。就花在媒体上的时间来说，跟全国性统计数据一致，我们发现数字原住民和数字移民都花了大量时间在媒体上。平均来看，参与者有三分之二的非工作时间都在消费某种媒体。尽管两个群体一天当中花在媒体上的小时数一样，但数字原住民花在数字设备上的时间多得不成比例，而数字移民把更多时间花在了报纸、杂志、广播和电视上，可以说都是名副其实。

这个结果并不意外。让我们意外的是参与者把注意力放到媒体上的方式。分析中我们注意到，他们的媒体消费行为中有些很不寻常的地方：两组参与人员的注意力都在以惊人频率在不同媒体平台之间频繁切换。尽管在媒体设备之间的快速切换在两个群体中都很常见，我还是想知道，这种切换在数字原住民中是否更普遍。我们创造了“媒体注意力持续时间”这样一个词来描述这种现象，而我想知道的就是，这两组人在这方面有没有区别？

我们意识到，我们正在从一个独特视角见证媒体多任务处理的演变，而我们的发现也成了头条新闻[15]。年长一些的
数字移民平均每小时在媒体设备之间切换 17 次，也就是说， 20
媒体注意力持续时间平均约为三分半钟。而相比之下，年轻一些的数字原住民平均每小时会在媒体设备之间切换 27 次，也就是平均差不多每 2 分 15 秒切换一次。从切换速度来说数字原住民增长了惊人的 60%，仅仅一代人，媒体注意力持续时间就下降了这么多。

这项研究的生物统计部分也同样引人入胜。我们利用生

物测量设备获取了参与者心率和皮肤导电率的实时变化，这两个生理指标可以表征情绪强度。我们也校准了生物统计数据和他们眼镜上的摄像头记录下来的视频的时间轴，这样我们就能分析，参与者在一天当中消费不同类型的媒体时，他们的情绪反应是怎么波动的。

跟我们预计的一样，我们发现平均来讲，数字原住民在数字媒体平台上投入的情绪更多，而数字移民在传统媒体平台上投入的情绪更多。考虑到数字原住民把更多时间都用在了数字平台上，这个结果一点也不意外：是情绪在驱动我们的行为。

让我们感到惊讶的是，无论是数字原住民还是数字移民，在持续使用单一媒体平台时经历的情绪反应跨度都比媒体多任务处理时要大。这个结果表明，如果我们专注于单一平台，我们的情绪反应会更有活力：高的更高，低的更低。媒体多任务处理就不一样了，一心多用会抑制情绪起伏，但平均的情绪反应会更强烈一些。结果就是更波澜不惊但强度一直要高一些的情绪反应。

我们不禁陷入了思考。既然在媒体平台之间频繁切换会让情绪高峰变得迟钝，那么是什么在驱使媒体消费者这么做呢？对于媒体多任务处理，大脑觉得有什么好处呢？从数据中也可以得出答案，而我们实验室在精心控制的环境中进行了更多研究后，答案也变得越发清晰了。我们发现，如果情绪反应的强度开始下降，也就是说没那么激动了的时候，人们就会切换到别的媒体上去。换句话说，我们发现媒体消费者感到无聊的时候就会切换到别的媒体平台。

就此我们了解到，我们的移动设备给了我们那么多产生
奖励的机会，那么多参与其中的动机，因此可以说是取之不尽
用之不竭的唤醒情绪的工具。我们越是频繁地切换到智能手
机或平板电脑上，我们的情绪强度就越不可能下降，而我们恢 21
复到情绪唤醒更强烈的状态也会越快。这样也可以解释，为什
么在一项又一项研究中我们都能看到，在观看传统的电视节
目期间，智能手机的使用和媒体多任务处理在广告时段会显
著增加。我们看电视是为了看一些我们感兴趣、吸引人的节
目，而广告尽管有时候也有些吸引力，多数时候都只会让人
厌烦。

多亏了我们的数字设备，我们不再需要忍受情绪唤醒很低时的无聊状态。我们都有在有点无聊的时候伸手去拿手机的经历：在商店里排队结账的时候，在电梯里，在公交车上，或是坐在自己车里的时候。我们越是频繁地切换到一项新的、更刺激的任务，大脑就越频繁地得到奖励。但是也有不好的一面。实际上，我们就像小狗一样，在追自己的尾巴。我们用数字设备来暂时避开无聊的局面，结果就是我们变得越来越无

法忍受枯燥乏味的工作，因此也会更容易感到无聊。这是个恶性循环。我们已经学会把移动媒体、通信和信息技术的使用当成某种类型的情绪调节器，并借此克服无聊和其他不舒服的感觉，即便如此，接下来我们会看到，这些工具也会带来负面情绪。

## 好消息和坏消息

时代公司的这项研究，对于媒体多任务处理现象的驱动力形成了令人惊叹的见解。至少在某些情况下，我们的动力来自情绪投入可能带来的快乐和奖励，以及对情绪唤醒低潮和无聊状态的逃避，两者难分伯仲。

但这项研究也还有一些重要问题悬而未决，就是跟代际之间媒体注意力持续时间下降有关的问题。数字原住民的大脑是否真的因为他们消费的媒体和使用的技术，而跟上一代人装配的不一样呢？注意力持续时间的差别，是因为（被我们周围的世界改变了的）大脑彼此不同而产生的吗？还是说，媒体注意力持续时间的差异，完全只是偏好或随年龄而变化的生理变化的结果？也就是说，如果过几年我们再来重复这项研究，我们会不会发现，数字原住民就算年纪变大了，他们的注意力持续时间仍然会很短，表明这是一种群体效应？还是说我们会发现，年轻人的注意力持续时间较短，但随着年齿渐增，他们的注意力会因为大脑成熟而增强，表明这是一种年龄效应？群体效应也叫世代效应，意味着数字原住民的注意力持续时间更短是因为他们群体共有的一些特征，而这些特征不 22
会随着年龄增长而消失——比如接触数字设备。而年龄效应意味着没有代际效应，也就是说数字原住民和数字移民这两种人群的大脑说不上有什么差异。

2016 年年底，也就是上面说到的研究做了差不多刚好五年后，内省研究公司被尼尔森公司收购了。这样一来我们得到了更多数据和资源，从而能够以更大规模的样本来复制这项研究[16]。我们发现的证据既支持代际群体效应，也支持年龄效应：媒体注意力持续时间既跟发育过程中大脑的装配方式有关，也跟年龄有关。这个新结果，我们解读为既是好消息也是坏消息。

首先是好消息。原始研究五年后，我们有了两组参与人员在极为相似的研究条件下的新样本，结果媒体注意力持续时间显示出跟 2011 年的研究同样的趋势：较为年长的参与人员平均来讲表现出的媒体注意力持续时间更长。这就表明，在我们的大脑随着年龄增长而越来越成熟时，我们的注意力可以维持更长时间[17]。

那坏消息呢？新研究中年龄最大的人群跟原始研究中年

龄最大的人群相比，注意力持续时间略有下降。此外，新研究中年长组与年轻组之间媒体注意力持续时间的差异没有原始研究中那么大，尽管新研究中两组的年龄差距比原始研究还要大一些。这只是两项规模相对较小的研究，因此我们必须小心从事，不能把结果看得那么绝对，但还是值得我们停下来好好想想。数据结果表明，随着媒体技术在我们的生活中越来越普及，并且媒体多任务处理变得越来越普遍，出现了对无聊的容忍度越来越低的趋势，所有年龄段的注意力持续时间都在缩短。看来我们所有人都在经历某种程度的重装。

同样让人担心的是，两项研究中的媒体注意力持续时间全都相当短暂：两项研究中的平均媒体注意力持续时间都不到 3 分钟。我们可以肯定地说这个时间很短，因为可以拿这个结果跟研究类似任务的其他项目相比较。在评估注意力持续时间时，研究人员必须认真考虑要研究的任务，因为可以想见，不同任务需要的注意力可能会大为不同，这个注意事项非常重要。为应付考试临时抱佛脚，写工作报告，付账单，或是打电子游戏，不同任务测出来的注意力持续时间会千差万别。而这两项研究中的任务是接触一种媒体平台或设备，同时另一种媒体平台或设备也触手可及。

23 媒体多任务处理是一种相对较为晚近的行为习惯，针对这种行为进行的研究也所费不赀，因此很难找到别的研究来跟我们的结果比较一番，看看大体如何。但是，2008 年进行的一项研究提供了一个很重要的基准。那项研究关注的是开着电视作为背景对小孩子的玩耍行为有什么影响，它观测了在开着的电视旁边玩玩具时，1 岁和 3 岁幼儿的媒体注意力持续时间。尽管这项研究明显无法跟我在内省研究公司和尼尔森公司做过的那两项研究等同起来，但这些研究用来计算媒体注意力持续时间的方法非常相似。

2008 年的那项研究发现，3 岁幼儿的注意力持续时间平均为 1.8 分钟[18]。拿这个结果跟我们得出的结果比较之后，我们发现数字原住民的注意力持续时间只比 3 岁小孩长 22%，而数字移民的注意力持续时间比 3 岁小孩长 56%。这就表明，粗略来讲，今天的年轻人的媒体注意力持续时间，明显更接近 3 岁小孩而不是成年人。尽管并非完美对比——肯定还需要更多研究——但这些结果表明，媒体设备激增让媒体多任务处理也大幅增加了，以至于我们整体的媒体注意力持续时间从孩提时起一直到成年后很久都没有多少进步。

注意力持续时间缩短会有什么影响？我们 2011 年为时代公司做的那项研究里有一部分是对 1700 名美国成年人进行的一个在线调查，结果发现数字原住民比数字移民更容易感到无聊，更容易分心，也更容易紧张。我们不可能确切知道这些差距背后的所有原因，但这项调查同样发现，在室内移动时，跟数字移民相比，数字原住民明显更喜欢让智能手机从不离身，更有可能承认自己要是半夜醒来第一件事就是去够手机，并声称他们“更喜欢跟人发短信而不是说话”[19]。2018 年也有一项研究，再次强调了情绪压力与对数字工具的依赖之间的关系。在这项研究中，美国青少年自称如果不得不离开智能手机一天，他们会感到“中等”乃至“极大”程度的无聊和焦虑[20]。这些结果预示着，频繁把媒体当成情绪调节器，也会产生一些心理健康问题。

在时代公司那份研究报告的结尾部分，我们希望在更精密的大脑和行为科学的指引下能出现更复杂的研究方法和模型，这样才能了解在不同平台、不同文化和不同世代中，媒体
24 消费的增长率究竟有多高，以及为什么会这么高。从那时起，不同领域的研究人员受到媒体消费行为习惯变化的启发，开始研究大脑本身如何因应这些行为变化而变化，结果就是诞生了基于神经科学的研究模型，并让我们了解到，新的媒体、通信和信息技术是如何在生理层面改变我们的。

自从智能手机进入我们的生活，媒体习惯和消费模式发生了巨大变化，而我们才刚刚开始着手了解这些变化会带来的结果。但有一件事很清楚：变化是新的不变量。而由于神经终身都有可塑性，无论我们多大年纪，我们的大脑都会随着新的媒体和技术的变化而不断变化。

我们的大脑对来自媒体的刺激极为敏感，其中的确切原因并非总是很容易就能描述清楚。有些很基本的问题我们知道答案，但对另一些情形，我们只能根据可用信息推测一番。至于说我们的大脑为什么会以这种方式跟智能手机和相关技术产生关系，有些答案需要通过在时间长河中回顾一番来了解。只是看看 2011 年，或者推出苹果手机的年份，再或者互联网诞生的年份远远不够。我们必须上溯到人类历史的早期，去看看如今我们认为技术已成为我们的生活方式的一部分之前很久的情形。

# 第二章

# 前额皮质的威力

25 想象一下，为了寻找食物，你离开了温暖的南方，向北跋涉了上千里地，来到寒冷的北方。你跟一群早期人类在一起。你又累又冷，饥肠辘辘。在路上，你碰到了一小群跟你长得非常像，但要矮小一些的生物。他们的语言和习性你全都不懂。

这些生物可能就是尼安德特人或丹尼索瓦人，他们是最早离开非洲，最终在欧洲和亚洲停下了脚步的类人物种。在智人离开非洲并最终占领了全世界之前，他们在欧亚大陆上生活了数十万年。为什么我们这个物种存活了下来，这些早期原始人却灭绝了，个中原因我们了解多少？理论有很多，但最关键的区别，或者说现代人类更能适应环境的原因，很可能要归结到大脑，特别是前额皮质。

对于这些最早跟我们一起居住在这个地球上的人，尼安德特人的化石提供了很有价值的记录，因为这些化石数量丰富，而且尼安德特人跟现代人类共享同一片空间有数万年之久。跟我们相比，尼安德特人身形矮小，上身魁梧，皮肤较白。他们头部的形状跟我们也不一样，下巴和眼睛都比我们大，额头更后仰。这个形状的头部装下的大脑，尺寸跟现代人类的差不多，但结构有所不同。具体来讲，进化论学者推断，尼安德特人的眼窝更大，枕部以及大脑中其他与视觉有关的区域也都更大。欧洲的夜晚比非洲长，云也比非洲多，因此在光线更弱的条件下，尼安德特人确实能从更好的视力中得到
好处[1]。但眼睛更大、视觉处理能力更强也有代价。尼安德 26
特人的大脑更多位于后部，也就是处理视觉的地方，而大脑前部，也就是叫作前额皮质的区域则相应较小[2]。

前额皮质就在我们的额头后面，大致跟眼窝差不多大小，是现代人类大脑中进化程度最高的区域。跟大脑其他部位比起来，前额皮质的独特性再怎么强调都不为过。这个部位占大脑皮质灰质的将近 35%，消耗的卡路里也高得不成比例[3]。科学家认为，这是人类大脑皮质中联网程度最高的区域，与大脑中其他所有区域几乎都紧密相连，特别是皮质下的情绪和奖励中枢。从解剖学角度来看，前额皮质的地位非常高，可以激活、抑制以及以其他方式协调复杂大脑网络的极大一部分，而大量独特的人类技能就以这个网络为基础。实际上，前额皮质干的活儿实在太多了，我们都很难完全了解这个部位对人

类的认知、情绪和行为究竟有多重要[4]。

前额皮质有诸多关键作用，其中之一是实现心理学家和神经科学家所谓的执行功能。这个宽泛的术语涵盖了我们生活中很重要的一部分。简单来讲，执行功能就是在大脑中呈现多个计划，并用大量目标导向的思路和行动来执行（或不执行）这些计划的能力[5]。从这个角度来讲，前额皮质是我们生活中最关键的协调者。大脑及其复杂性引发了很多比喻，但对前额皮质来说，管弦乐队指挥的形象可能最为恰当。

前额皮质会根据我们所处环境的需要，调用并协调大脑不同区域——这里铜管部分要加快节奏，那里打击乐要消停下去，等等。不过前额皮质用的不是指挥棒，而是电脉冲和神经递质，来协调大脑不同区域的活动和通信。就这样，前额皮质控制着我们的注意力，在我们的情绪和奖励中枢检索信息，我们记忆中枢过去丰富多彩的经验宝库，前额皮质也轻而易举就能获得。这些经验就是我们的浑身解数，指引着我们在这个复杂的世界中为了生存、社交和取得成功而表现出来的复杂行为。

就注意力来说，我们大脑中神经元交响乐的指挥必须按照精确的时间点开开关关不同元素，才能压制噪声、奏出音乐。我们集中注意力的能力，取决于响应抑制（也就是冲动
27 控制或者说自我控制）。前额皮质带来的响应抑制能力让我们

得以对可能会不大恰当或者会让我们分心的想法和行为踩下刹车，从而把注意力集中在手头的任务上。对于学习、记忆和繁荣发展来说，持续的注意力当然至关重要。但我们会看到，这部分同样受到了现代媒体和技术的多任务处理的损害。

大脑的情绪中枢与前额皮质的眶额皮质部分相连，而早期人类的这个部位可能比其他早期原始人更发达。这个区域让我们能够把想法、记忆和经验与相应的情绪状态联系在一起[6]。我们自身的情绪状态的经验，以及读懂他人情绪状态的能力，让我们能够形成强有力的社会纽带，而对人类相互协作的复杂方式来说，这种纽带至关重要。前额皮质能帮助我们调节和解读负面情绪，是我们的移情等亲社会技能的基础。看向婴儿和我们关心的人时，前额皮质会很活跃，后面有一章我们也会论及，在不同物种之间，前额皮质更大往往也意味着社会群体更大[7]。如今我们用移动媒体设备来管理情感、调节情绪，这样也是在改变我们指引自己生活和与他人相互关联的方式的性质。

最后要说的是，前额皮质与我们的记忆系统之间的关系使我们能够得到一系列互不相干的外部事件并将其整合为一个前后连贯的故事，就像各式各样的音乐主题组合成一曲交响乐一样。但是，跟现实生活中的乐队指挥一次通常只能指挥一场表演不同，前额皮质可以通过经验得到储存在我们记忆中的多份曲谱，任何时候都可以瞬间调用并演奏出来。我们也可以凭借记忆即兴发挥，从而适应不断变化的环境。形成新记忆、唤醒旧记忆的能力，是人类知识共享、风险管理、决策制定和战略思考的基础。我们会看到，能够通过互联网获取大量信息，正在让我们存储和使用经验和知识的方式发生哪些改变。

早期现代人类享有的与大脑其他部分紧密相连的较大的前额皮质，尼安德特人等早期原始人都没有[8]，可能这就是他们后来衰亡了的原因。人类的注意力更能集中，情感关系更复杂，对记忆的运用也更精细，让我们能够从过去经验中学习，并为未来做出规划。牛津大学的一名研究人员罗宾·邓巴说，尼安德特人“非常非常聪明，但还没法跟智人比肩”[9]。

28 邓巴称，我们祖先适应世界、保持注意力集中、管理情绪、回忆并交换信息、建立强有力的社会纽带的能力，可能足以“在上一个冰河时代末期生活开始变得越来越艰难时打破平衡”，他指的是气候急剧变化的关键时期。早期现代人类利用他们较大的前额皮质适应了当时的环境，然而尼安德特人和丹尼索瓦人等早期原始人没能生存下来。

除了视觉因素，让智人和其他古人类的大脑走上不同演化道路的另一个因素可能是早期人类社会的结构。有理论认为，非洲气候更温暖，因此那里人口更多，形成了更强的社会纽带，也使得人际关系更持久，双亲共同抚养孩子的时间也更长久。这样一来，早期人类婴儿尚未成熟的脆弱大脑有更长时间培育，也可以更精心发育，从而带来了随时间推移越来越大的竞争优势。

这就是所谓的“社会脑假说”，这个假说也指出，现代人类大脑中用于社会关系的特殊的装配方式有神经生物学基础，而这种装配方式实在过于强大，我们在地球上生存下来的进程甚至都可能因此改变了。社会脑假说实际上等于声称，我们的前额皮质之所以较大，是因为早期人口密度较大，社会竞争激烈，从而进化出来的。社会竞争加剧导致社会结构日益复杂，其中就有与繁殖成功率有关的社会地位的概念[10]。牢固的社会纽带，以及由此形成的复杂社会网络，让我们能用更长时间去更积极主动地养育子女。更复杂的社会结构也让知识共享更为普遍，有助于发明更复杂的工具。随着人类预期寿命在时间长河中慢慢增长，我们的技术不断进步，我们对地球的主导地位和影响也日益增强。在与早期人类多代杂交后，尼安德特人和丹尼索瓦人永远消失了。

人类大脑中的前额皮质实在是相当出色，是神经系统交响乐的指挥，是大脑其余部位组成的管弦乐队的领导者，而这样的人类大脑，是一时兴起和深刻见解、心不在焉和心无旁骛、下意识反应和三思而行之间的区别。前额皮质本身不产生情感，但在解读我们的情感世界时有关键作用。这是愤怒与同情、感同身受与无关痛痒之间的区别。对我们了解新信息、忆起旧经历的能力来说，前额皮质至关重要。后面我们也会看到，前额皮质在区分习惯和成瘾时也发挥了重要作用。

29 人类大脑尽管这么让人叹为观止，在说到如何管理我们在数字时代创造和使用的技术时，我们还是要面临一些相当棘手的问题。前额皮质是我们大脑中最宝贵的财富，然而在这个分分钟就分心走神的时代，前额皮质也承受着巨大的压力，因为一不留神我们就可能会把个人交响乐从和声变成噪声。

## 早期经历，持久影响

罗马尼亚独裁者尼古拉·齐奥塞斯库在 20 世纪 80 年代初碰到了一个很严重的问题。他在一项国家经济战略上下了很大赌注，从西方国家借了数十亿美元兴建大型炼油厂。但他对生产力的估计过于乐观，施工延误很快积累起来，工期越拖越久。还有一些投资也很糟糕，与此同时，这个国家还要努力拼凑出清理一场意料之外的大地震的费用。债务压得这个国家喘不过气来。

为偿还贷款，齐奥塞斯库在全国范围内启动了一系列紧缩措施，并下令出口该国大部分工农业产品，造成国内食品、燃油和电力大量短缺，摧毁了罗马尼亚的经济和人民的生活质量。而此前20年，罗马尼亚人口剧增，更是让现在的局面雪上加霜。还在20世纪60年代，齐奥塞斯库就曾试图通过推动人口增长来刺激经济，而他推动人口增长的办法就是让避孕和堕胎成为非法行为。家庭用品短缺与人口爆炸相叠加，加剧了经济崩溃。

罗马尼亚当爸妈的人连自己都养不活，更不用说他们的孩子了，万般无奈之下他们只能把数万名小孩子交给遍地春笋般的孤儿院。然而这些孤儿院全都面临资金不足的问题，人满为患又资源匮乏，供暖和营养等必需品都跟不上。严重疏于照管、脏乱差的条件、一排排婴儿床上婴儿哭闹不止的画面，开始流传到西方。1989年，债务最后还是还上了，但那时罗马尼亚人已经揭竿而起，齐奥塞斯库只能坐直升机从愤怒的暴徒中间仓皇逃离。之后没多久，他和同为高层政客的妻子被绑在一起，交由行刑队处决。

一年后，美国广播公司（ABC）的电视新闻节目《20/20》
率先播出了将近十万儿童令人发指的经历，西方援助组织和 30
心理学家见状，纷纷赶赴罗马尼亚提供帮助。但除了立即提供援助之外，有些研究人员也看到了做更多事情的机会。他们还想利用这种不幸的情况来回答一个重要问题：这种几乎完全没有照管的条件，对婴幼儿发育中的大脑会产生什么影响[11]？

我们知道，婴幼儿时期对大脑发育来说非常关键。通过直觉很容易就能得出这个结论，而且也有足够的数据来证明这个经验所得。现代发育神经学已经证明，年幼的大脑会以惊人的速度成长。哈佛大学儿童发展中心的研究人员估计，在生命最开始的几年，大脑中每分钟都会形成数百万个新的神经元连接，这也解释了婴幼儿为什么会那么快地跨过一个又一个发育里程碑[12]。

里程碑的比喻也告诉我们，这些发育阶段是一个接一个按顺序到来的。我们所有人都会遵循同样的道路，而生命早期的各个里程碑，身体健康的婴儿都会在大致相同的年龄抵达。新生儿会在出生后的几个月形成视觉和听觉的感官通路，通向大脑后部。接下来就是前额皮质后方的大脑区域的发育，这里控制着大大小小的运动，也能促进大大小小的运动技能，婴儿能坐起来，指向什么东西，开始探索世界，最后都是靠这个区域。快满周岁时，牙牙学语表明婴儿的语言处理能力开始有所进展，一些比较高级的认知功能，包括其他交流技能、原始空间关系和物体识别等也都在齐头并进。

神经元发育的过程会以惊人的速度一直持续到 4 岁左右，大脑皮层的体积、厚度和表面积在此期间都显著增加了。随后大脑还会继续发育，但速度慢了下来。到 6 岁时，人类大脑的平均体积会达到出生时的 5 倍，也是成人大脑体积的 90%左右[13]，但到这儿还没完。现在我们知道，人类大脑相当有活力，整个生命过程中都在不断形成新的神经元连接并产生其他结构性变化，直到生命最后一刻[14]。大脑的很多区域都会在小孩子开始上学的头几年接近成熟，尽管如此，之后还是有个区域会继续显示出在大范围变化的迹象，这就是前额皮质。大脑当中至关重要的这一部分，还需要 20 年才会完全发育成熟。

也就是说，现代神经科学告诉我们，大脑发育并不是儿童时期的专利。实际上，我们一直都在令自己重装。但是，大脑
发育过程也充满了不确定性，很容易受到大大小小的环境因 31
素的影响。而人类大脑的早期发育过程尤其弱不禁风。必须有人养育、照管、清理、保护我们足够长的时间，让我们的大脑足够成熟，这时我们才能独立生活，接下来再去养育别人。也就是说，强有力的社会纽带对大脑的健康发育来说至关重要。

大量罗马尼亚孤儿疏于照管会引发研究人员的兴趣就是这个原因。如果婴幼儿时期的大脑发育特别容易受影响，如果我们需要成人照顾者的关注来满足基本需求、建立我们社会生活的基础，那么照看关系中断、受损甚至不存在的话，对婴幼儿大脑发育会有什么影响？也就是说，如果孩子们对照顾他们的人所在社群没有持续的社会性依恋情感的话，会出现什么情形？

## 早期依恋的重要性

加州大学洛杉矶分校的丹尼尔·西格尔是精神病学领域的领军人物，推动了我们对大脑发育、社会关系及与之相关的神经生物学的深入了解。我是通过他1999年的著作《心智成长之谜》（*The Developing Mind*）知道他的，后来也跟他有了私交[15]。他在那部著作中以神经生物学为基础提出了社会关联的理论，这种关联从出生时与父母和照顾者之间的关联开始，继之以朋友、爱人和家人，一直持续到我们生命的最后一刻。西格尔从英国精神分析学家约翰·鲍尔比提出的依恋理论出发，向我们证明了渴望社会依恋的冲动，尤其是早期依恋，是刻写在我们的生物学信息里的。我们本能地想要形成特殊的社会纽带，而且对这些纽带感受很强烈。

以西格蒙德·弗洛伊德的工作为基础，鲍尔比等人于20世纪60年代开始假设，童年与父母和照顾者之间的关系决定了我们的很多行为以及我们形成社会纽带的能力，而后者是我们成年生活中亲密关系的基础。这是依恋理论的核心内容。从基本层面来讲，依恋理论认为，稳定可靠、始终如一、对情感有响应、面对面的照顾使儿童能够建立起一种很安心很舒适的依恋类型，其特征包括熟练的情感调节、愿意依赖他人，以及对亲密关系会感到极为舒适。所有这些都是在整个一生中都有助于形成社会纽带的宝贵技能。

而位于另一端的就是反复无常、情感上很疏远或者说反应很迟钝的照顾方式，会培养一种无法让人安心的依恋类型，
表现为分离焦虑症、情绪调节不善、无法忍受亲密的社会关 32
系，而且会回避亲密关系。依恋理论认为，儿童会把早期关于人际关系的经历内化，而这些经历会渗透到他们未来的记忆以及对社会纽带的信念里，这些记忆和信念继而又会影响他们大脑中一直在起作用的调节情绪、参与对这个世界的有益探索、与他人形成关系的能力[16]。

早年疏于照管导致的糟糕的依恋类型以及脆弱的社会纽带，可能会扰乱我们处理西格尔所谓的人与人之间的“信息流”的能力。对持久关联的形成和健康发育来说，信息流至关重要。社会信息流的主要干扰因素通常叫作恶性生活事件，包括丧父、失母、离婚、危及生命的重大疾病、父母的精神疾病、身体虐待和性虐待等。这样的恶性事件无论发生在生命的哪个阶段，产生的影响都可能会伴随一生。

至少理论是这么认为的：生命早期形成的社会纽带，对我们的大脑，以及后来生活中我们与他人的关系，都有重要影响。但我们能证明这个理论吗？很多研究人员都试图通过研究生命早期的社会化经历会如何改变大脑中的神经通路来验证

这些经历的影响，而这些神经通路据认为对后来的生命阶段中形成牢固的社会纽带有间接影响。

有两项研究证明，早期依恋对成年后的我们有深远影响，我们来看一下。第一项研究发表于 2000 年，是对一群来自白人中产阶级家庭的婴儿进行了长达 20 年的跟踪调查后得出的。研究人员想了解的是参与人员的依恋类型在时间长河中的稳定性。他们运用经过充分验证的评估工具衡量了参与者婴儿时期的依恋类型和质量，并在 20 年后又对已成年的参与者重新衡量了一遍。参与者的依恋类型在成年早期与婴儿期相同的超过 70%。而对于依恋类型变了的情况，恶性生活事件是主要促成因素，说明依恋理论的主要观点站得住脚[17]。

第二项研究来自马萨诸塞州总医院和哈佛大学成人发展研究中心的罗伯特·瓦尔丁格，这也是历史上持续时间最长的纵向研究之一。瓦尔丁格的依恋研究贯穿了 81 名男性参与者的一生[18]。这些人来自两个人群，大概一半来自波士顿低收入社区的下层家庭，另一半则是哈佛大学学生。研究始于 1938 年，在 4 年时间里，精神病学家和社会工作者与每位参与者都进行了长时间访谈，还有独立观察员在一旁观察和旁
33 听。交谈过程长达 10 小时以上，在此期间，参与者会谈及他们与父母的关系。观察员并不知道这项研究的目标，但他们会用一个 5 分的量表来评估参与者与父母的关系质量如何，1 分

代表疏远、有敌意或过于苛刻的关系，5 分代表鼓励自主、培养自尊的养育关系。

20 年后，同样还是这些人在人到中年时（45 岁到 50 岁之间）继续参与了两个小时的后续访谈，并同样有独立观察员在一旁打分。这一次观察员评估的是参与者的适应方式，也就是他们如何应对自己生活中的困难时期，以及他们在经历充满挑战的人际关系时，工作中的紧张时期时或处理健康问题时调节情绪的能力。最后，这些参与者如果活到了 80 岁以后，他们还会再接受一次 45 分钟的访谈。访谈重点关注的是他们跟当前自己生活中最重要的人之间的社会纽带，包括沟通方式以及表达出来的舒适度、满足感、亲密和爱的程度。

瓦尔丁格和合作者分析了这些跨越了数十年的数据后发现，在精心养育下成长起来的人，成年后更有可能拥有良好的人际关系。作者们总结道："用心呵护的养育方式培养了有适应能力的情绪调节类型，有助于他们日后建立起积极有效的人际关系。"然而，这项研究同样表明，婴幼儿时期依恋类型的影响并非一旦形成就再也不会变化了。用心呵护的养育方式能产生稳固的社会纽带，然而也会遭到负面的生活事件破坏。

为进一步验证婴幼儿时期的社会纽带对依恋类型的重要影响，我们还是回到罗马尼亚孤儿院等机构中长大的孩子那里去看看。这些年来研究人员发现，齐奥塞斯库政权下疏于照管的那些孩子智商较低，社交功能有困难，注意缺陷多动障碍（ADHD）的发生率较高，与非收容所儿童相关的心理病理学病征的发生率也较高[19]。还有一些罗马尼亚儿童被分配到寄养家庭，养父母会拿政府的钱在自己家里照顾这些孩子。跟他们相比，根据脑部扫描的结果，收容所长大的孩子大脑体积较小，而脑电图检查结果也显示，收容所孩子的大脑活动质量较低[20]。

说来遗憾，这些结果以及另外一些结果都强烈表明，早期对大脑发育的影响会产生持久后果。圣路易斯华盛顿大学医学院精神病学家琼·卢比也在研究婴幼儿时期的负面经历对大脑发育的影响，她说：“现在我们可以很有把握地说，社会
34 心理环境对人类大脑的发育方式有实质性影响。对儿童精心呵护，会对他们的发育有积极作用，这个观点得到了强有力的支持。”[21]

弗洛伊德和鲍尔比等人曾提出，婴幼儿时期良性的社会纽带对我们未来的心理健康和人际关系来说至关重要，而上面这些研究得出的结论证明他们的理论是正确的。采用编码访谈、长期群体研究和脑部扫描等多种技术进行的定性和定量研究一致发现，婴幼儿时期的社会化，以及来自照顾者的情感支持，对他们的社交和情绪健康有终生影响。我们知道，对

我们成年后的社交和情绪健康来说，婴幼儿时期的影响至关重要，而我提出的问题是，今天永不掉线的数字文化，是否会破坏婴幼儿时期的影响。

## 育儿的性质在改变

新的移动媒体、通信和信息技术，加上不断扩大的高速互联网接入，让我们迎来了过去一百年来儿童发育和养育方式最重要的变革时期。今天，孩子们不再是只能接触到几个最亲近的人或其他成年人照顾者以及他们的想法了。现在，孩子们从很小的时候起，就经常会通过越来越多的屏幕上越来越多的媒体内容，接触到各种各样的观点、态度、信仰和价值观。与此同时，父母等成年人照顾者（他们对年幼孩子的关注和情绪协调对孩子们来说极为重要）也越来越心不在焉，而原因同样要归结到这些技术上[22]。

今天的孩子能接触到多少媒体？尽管美国儿科学会一再发出警告，近几十年来，“经常”消费媒体（也就是说会反复接触到媒体）的平均年龄还是大幅下降了。20 世纪 70 年代初，经常看电视的平均年龄约为 4 岁。目前的研究估计，婴幼儿初次接触媒体的平均年龄为 4 个月，而经常接触从 9 个月大的时候就开始了[23]。而且，这些年纪那么小的孩子可不是只看了几条视频而已。调查显示，他们每天花在媒体上的时间长达 3 小时。想想看，9 个月大的孩子每天醒着的时间也只有 10 小时到 12 小时，花在媒体上的时间所占比例之高令人警醒[24]。

35 今天孩子们的媒体消费习惯早已不再是传统的电视了。2015 年，年龄在 2 岁到 11 岁之间的儿童，平均有 60%的媒体消费时间都是在看电视。也就是说，他们有 40%的媒体消费时间花在了联网设备上，通常都是观看从亚马逊、网飞和 YouTube 下载的视频或在线视频[25]。同年还有一项研究，是询问为人父母的人他们 0 岁到 4 岁的孩子是否使用过移动设备。这些父母都是从一家儿科诊所招募的，其中 95%的父母承认孩子用过。75%的幼儿已经拥有自己的专属设备，而这个样本中的 2 岁孩子里面，大部分每天都会使用移动设备[26]。

没有人认为，婴幼儿时期稳定消费媒体内容，跟孤儿院里面疏于照顾、营养不良的成长环境有异曲同工之处。但完全有理由担心，儿童和成年人的高科技生活方式意味着，年幼孩子成长为拥有良性社会关系的成年人所需的关注和依恋正在减少。了解这种新压力会产生什么影响，至关重要也值得探索。本书的第二部分将探讨这些问题，也会对婴幼儿时期过多接触媒体的后果等问题探索一番。但首先，成年人的社会脑会受到什么影响？在数字时代，成年人的社会脑看起来会是什么样子，又会面临怎样的风险呢？

# 第三章

# 便于连接的装配

在哈佛医学院的第三年，我被分配到波士顿北边一家家 36
庭医学门诊诊所，为期两个月。医学院的轮换一般是一个月时间，但那时候又开始强调基层医疗保健了，课程变了，医学生需要在门诊诊所待更长时间，好了解医疗问题在医院以外是怎么演变发展的。我很快意识到，我被分配到单独执业的约翰·艾布拉姆森医生那里有多幸运。

艾布拉姆森对待病人的方式很特别。他举止冷静，跟病人沟通的方式我在其他哈佛的临床医生身上从来没见过。我们俩熟悉了之后我了解到，他为了补充自己医学训练中的不足之处，曾跟南美的一名萨满合作，还广泛涉猎过各式各样的哲学和宗教传统。这些经历令他的医疗方法大为增色，也让我开始从更宽泛的角度思考医患关系这种特殊的社会纽带。

当时有越来越多的来自安慰剂和心理治疗研究的证据表

明，除了药物、手术和身体接触，临床关系也有治愈病人的能力，上面的观察也让我对此有了新的认识。后来，在受训成为精神科医生时，我也通过做心理治疗直接了解到了这些。我的经验和越来越多的医学文献都表明，就情感治愈和临床结果来说，患者和治疗师之间的关系，往往跟百忧解和其他药物一样强效。也就是说，这种医患关系纽带有可能带来转变，治愈病人。怎么会这样——人类为什么有形成这种纽带的能力？

37 我开始有了这样一种想法并痴迷不已：我们都是装配成了便于连接的样子，而跟形成社会纽带有关的深层大脑功能，大部分都是在我们的潜意识中进行的。我决心测量一下这种独特的连接。我说服艾布拉姆森出资进行一项试点研究，用基本的生理传感器来探索神经系统参与社会纽带形成的情况。我把他跟他的病人连接到两个皮肤电导设备上，可以实时测量生理唤醒，另外我还借来我父母的摄像机，用来记录患者就诊期间的情况。

在观看了患者和这位颇有天赋的临床医生之间对准了时间轴的视频和生物统计反应后，我捕捉到了一种生理同步现象：在双方都感觉到意义的那些时刻，患者和艾布拉姆森表现出了相似的生理反应。后来，我把这项技术应用到更多患者和其他临床医生的会面中，测量了他们的共情体验。我发现，这种生理同步现象发生得越是频繁，患者对治疗师的共情能力的评价就越高。在生理上映现出另一个人的感受的能力，与我们的共情体验和理解他人感受的经验有关[1]。

通过收集这些数据，我也加入了另一些研究人员的行列，他们正在进行的是神经成像研究，并在精神外科手术期间直接测量大脑活动。结果表明，生理反应跟我测量的皮肤电导反应一样，跟大脑前额皮质和情绪中枢的刺激和活动有关。我们对前额皮质中认知、情绪和唤醒之间的神经生物学关联了解得越来越清楚。实际上，我们甚至都能以相当精确的水平绘制这些关联了[2]。

后来我不再做关于医患关系的学术研究，转去了消费者与媒体和市场营销内容关系的领域，但另一些科学家还在运用各种技术来探索人与人之间的社会性互动，研究人际心理学，也就是个体之间在交流和相互关联时的生理反应的同步性。最重要的是，这些研究会直接测量相关大脑活动[3]。

临床领域之外也有研究表明，生理同步反应的生物学基础与社会关系的形成直接相关。有个例子是西班牙的研究人员做的，他们在随意进行面对面交谈的人中间，用了同步测量
脑波活动的方法。结果显示，脑波同步的时刻跟我在患者和临 38
床医生之间看到的生理同步反应非常相似。报道这项研究的一位记者说：“大脑之间的交流超越了语言本身，很可能是人际关系的一个关键因素。”神经元的同步反应在面对面的社交

活动中非常明显，研究人员甚至只需要分析一下两个人的脑波，就能知道他们什么时候是在聊天[4]。

神经系统科学家莫滕·克林格尔巴赫用脑成像技术研究了育儿本能的机制，把人际生理学跟我们的“育儿需求”联系了起来。在一项研究中，克林格尔巴赫要求成年参与者看婴儿或其他成年人的照片，同时接受脑部扫描。在眶额皮质（前额皮质的一部分）中，他发现了大脑活动。这个大脑区域跟大脑情绪中枢紧密相连，在看到婴儿照片后几个毫秒就会活跃起来，但对成年人照片的反应就要慢一些。在潜意识中，我们的大脑会自动跟非常年幼的人建立纽带[5]。

社会心理学家、认知神经科学家马修·利伯曼给我们带来了社会纽带赖以形成的生理基础的进一步证据。关于身体上的痛苦与社交遭拒后的情感痛苦之间的关系，他的研究提供的线索令人浮想联翩。他有个实验现在已经成了经典，就是让参与者躺在脑部扫描装置中，玩一个模拟接球的电子游戏。参与者实际上是在跟电脑玩这个游戏，但实验人员有意让他们误以为自己其实是在跟另外两名参与研究的人玩。实验前半段，参与者挥手时，电脑会让“另一个人”把球扔回去。后半段游戏变了，结果无论参与者做什么，其他玩家都不会把球扔回去。对参与者的脑部扫描显示，在经历身体上的痛苦时会很活跃的大脑区域中，有些也在感受到社交遭拒的过程中活跃了起来[6]。

利伯曼等人指出，身体上的痛苦与社交遭拒后的情感痛苦之间的关系，反映了人际关系对我们的生存来说必不可少。我们被装配成了便于连接的样子是因为，如果没有来自他人的关心和支持，我们就无法活过婴儿期。生命之初我们极其脆弱，需要他人照顾；他人缺席导致的疼痛反应，反映了我们要跟别人在一起的本能，这样才能避免遭受可怕的后果。人类进 39
化出疼痛反应是为了向我们发出信号，指向需要解决的问题或需要避免的境况。这一点不但适用于我们在身体受到伤害时经历的痛苦，也同样适用于我们在社会纽带断裂时遭受的痛苦。毕竟在大脑看来，两者基本上是一回事。

## 社会关联的性质在改变

我们与他人建立连接的需求与高速、始终在线的设备相结合，让社交媒体产生了爆炸式增长，剧烈改变了我们与他人相互交流的方式。智能手机应用程序利用宽带连接和越来越复杂、越来越缩小化的摄像头技术迅速崛起，让我们与家人、朋友和世界各地的陌生人分享想法和经历变得极其容易。社交媒体已经真正主导了我们连接到网络的方式——尼尔森公司的数据表明，早在 2014 年，人们登录电脑设备的最常见原因就不再是查阅电子邮件，而是使用社交媒体。另有统计数据显示，仅仅一天之内，脸书*用户分享了25亿条内容，YouTube用户上传了时长相当于12年的视频，“照片墙”（Instagram）用户发布了4000万张照片，推特**上则出现了4亿条新推文。一天之内[7]！

社交媒体让一些对社会纽带形成至关重要的行为变得更加容易了，比如分享自己的故事，了解他人的生活和经历。研究表明，日常对话有将近40%用来传播跟我们的私密经历和社交生活有关的信息，而针对社交媒体的研究则表明，跟我们的共同生活的某些方面相关的帖子（而不是新闻、想法或观点）占的比例还要更高[8]。

这里面真正重要的是跟他人分享信息的行为。如果没有人听着，一边想事儿一边自言自语是不够的。一项脑部扫描研究表明，如果我们向他人透露自己的内心想法，大脑就会释放多巴胺，就跟我们在吃巧克力、吸毒乃至做爱时一样。向另一个人透露自己的想法时，释放多巴胺的可能性比我们只是自个儿在那琢磨时更高。这项研究的首席科学家在思考这些发现时说：“我觉得这个结论可以解释为什么会有推特，以及为什么脸书会这么火，因为人们喜欢互相分享信息。”[9]

---

* 脸书（Facebook），现已更名为元宇宙（Meta）。——编者注

** 推特（Twitter），现已更名为X。——编者注

目前为止，对社交媒体的影响感受最深的是青少年。他 40
们正处于一个独特的发展阶段，也越来越依赖于智能手机和其他互联网设备访问脸书、YouTube、“推趣”（Twitch）、Tumblr、Snapchat、Reddit、WhatsApp、Kik、Instagram 等应用程序进行社交连接。有项调查比较了美国、英国和日本的青少年与父母使用社交媒体的情况，结果发现在所有国家，都有一半甚至更多青少年承认，每小时都会查看至少一次他们的互联网设备。在这三个国家中，感觉对自己的电子设备已经“上瘾”的青少年比例大致相同。而有意思的地方在于，这些国家的青少年至少有四分之一都认为，他们的父母也同样对数字设备上了瘾[10]。

本书后面的章节我会详细讨论社交媒体在青少年生活中的作用：使用社交媒体会怎么影响他们的发育，怎么区分成瘾和相对无害的习惯。但我们仍然有必要记住，越来越依赖社交媒体的群体并不是只有青少年。根据 2016 年的一项数据，社交媒体最大的用户群体是 35 岁到 49 岁的成年人，他们每周花在社交媒体上的时间将近 7 小时，这个结论或许很让人意外。这项研究发现，“65 后”和“70 后”中年妇女在周日晚上的黄金时段使用社交媒体最多，表明媒体多任务处理的程度非常高[11]。

在诸多社交媒体网络中，目前全球在智能手机上用得最多的是脸书。2013 年，脸书大张旗鼓地宣布自己达到了一个重要里程碑：不到 10 年，积累起来的月活用户就超过了 10 亿。没过几年，到 2017 年年初，这个数字就又翻了一番。不只是使用脸书的人数更多，而且 20 亿月活用户数的里程碑里面还有脸书的第二项记录：其中 66%的用户每天都会使用这个平台，高于 2013 年的 55%。脸书用户最近的增长大部分来自发展中国家和亚太地区，因此今天的脸书真正称得上是全球社交网络：来自世界上越来越大范围的越来越多的用户更频繁地打开这款应用。截至 2021 年二季度，脸书用户已达 29 亿[12]。

脸书的成功得益于抓住了转向移动设备的时机。现在的脸书用户都渴望分享想法、在线联系，也越来越依赖于这个平台获取新闻和其他信息，而只需要通过一个很容易抵达的位置，就能通达所有用户。广告商也注意到了这一点，脸书也提供了一种很吸引人的新方法，广告商只需要在每人身上花几美分，就能通过对个人高度定向，把信息送到这么大规模的受众手里。结果就是脸书公司获得了巨额收入。2016 年脸书收
41 入高达 276 亿美元，其中很大一部分来自移动广告，同比增长了 54%。2017 年和 2018 年，移动广告的增长势头仍然不减，季度销售额和年收入屡创新高。2020 年，脸书总收入超过 860 亿美元。这一切都得益于广告[13]。

脸书尽管增长势头如此强劲，财务上也取得了巨大成功，但也仍然面临着一些非常现实的问题。脸书的体量过于庞大，对我们的思想和情绪的影响也十分重大（这些问题会在本书第二部分详谈），甚至开始损害自身的商业模式。而跟数据隐私、外国影响和假新闻等相关的丑闻，也在不断试探我们关于“什么内容适合分享到网上”的观念。令人关切的报告越来越多，而虚假信息泛滥成灾的事实也证明，脸书不能或不愿防止虚假信息在这个平台上散播，有些情况下甚至是在纵容这种行径。据说，一些国家的黑客盗用了一些账号，散布虚假信息影响 2016 年美国总统大选；脸书公司允许广告商以“仇视犹太者”为目标，还允许抑郁、绝望的用户直播自杀[14]。2021 年，《华尔街日报》披露，脸书自己的研究表明，其子公司 Instagram 对十来岁女孩子的心理健康造成了有害影响，随后脸书不得不用自我表扬的故事去轰炸用户的新闻推送，努力把损失降到最低。公司前政策总监凯蒂·哈巴斯说：“他们意识到没有人会为他们辩护，因此他们需要自己辩护，自己说出来。”[15]

所有这些负面反馈都让很多脸书公司前高管开始反躬自省。查马斯·帕利哈皮提亚于 2007 年加入脸书，那时距离这个网站从哈佛大学的一间宿舍推出才不过 3 年。他是负责用户增长的副总裁，工作内容就是想办法在这个平台上吸引更多的人。2017 年，在斯坦福大学的一个论坛上，他承认对自己协力创建这家公司感到“极为内疚”。帕利哈皮提亚悲叹：“我们创造的由多巴胺驱动的短期反馈循环正在摧毁社会运转的方式。没有公民对话，没有合作，充斥着虚假信息，无法产生信任。而且并非只是美国的问题……这是个全球性的问题。”帕利哈皮提亚担心的不只是脸书，还有整个在线生态系统：

> 我们围绕着这种被视为完美的感觉来营建我们的生
> 活，因为我们从这些短暂的信号，点赞啊，比心啊，大拇
> 指啊什么的上面得到奖励，还把这些跟价值、跟真实混为
> 一谈，而不去管这些东西实际上是什么，有多假，有多短
> 暂，这种万众瞩目转瞬即逝，甚至会让你比得到这些之前
> 42 更空虚……想想看吧，再乘以 20 亿人……你意识不到这
> 一点，但公司确实在用程序代码算计你。

另一些人，如脸书前产品经理安东尼奥·加西亚-马丁内斯则表示，脸书和整个硅谷都“失控”了[16]。

规模大，收入高，责任就大——至少脸书高管说他们是这么认为的。包括马克·扎克伯格在内的脸书公司高管一直在世界各地大搞“倾听之旅”，公司也正在把数百万美元花在电视广告上，希望能改善自身形象。现在脸书雇用了首都华盛顿

的说客，向国会和用户递交自白悔过书，好拦住要求监管的呼声。在爆发了丑闻和争议后，脸书也确实进行了一定程度的自查自纠，但这就够了吗？有时很难知道，内部变化到底是不是实质性的[17]。

社交媒体等移动通信和信息技术几乎无处不在，随时都能连接，互动性超强，功能也无所不包。这些特性，加上我们采用这些技术的速度和力度，本应让我们心存敬畏。这些技术以无法想象的方式给了我们力量。但我们也应该同样为这些技术暂停一下，反思所有这些变化会带来什么后果。后果包括错误信息迅速传播，发表仇恨言论，进行恶性社会比较，欺凌和非法活动的一个个新平台也越来越稳稳当当。无论结果是好是坏，社交媒体已经劫持了我们的大脑。

还记得吧，如果我们分享自传性质的信息，大脑中的奖励中枢就会得到刺激。过去十年，社交媒体的增长很大程度上是由装配在我们脑子里的社交分享的力量促成的。但是，我们经由社交媒体在网上建立的关系，是促进还是削弱了我们线下的人际关系呢？要知道，对我们能否活得更好来说，真正重要的是后者。如果强有力的社会纽带有赖于健康的前额皮质和大脑，我们可以合乎情理地推测，会对信息处理过程形成干扰的技术，也会让大脑中的这个关键区域退化。

远古以来，人类通过面对面的交流，也因为比邻而居，建立了牢固的社会纽带。良性的社会关系对于我们自我认同的发展，我们形成大型社会群体的集体能力，以及我们成功繁衍后代、发明新技术的能力来说都至关重要。要想在这个星球上生存下来，社会纽带必不可少。社交媒体有力地改变了我们分
43 享信息和彼此关联的方式。我会让你们看到，社交媒体介入并重装了我们的奖励中枢，让我们的前额皮质不堪重负，带来的后果相当严重。这是因为，我们的大脑有非常现实的极限，而无休无止的在线内容凌驾其上，横行霸道，为所欲为。

## 社会脑的极限

1992 年，英国人类学家罗宾·邓巴发表了一篇影响力极大的论文，这篇文章极具争议的论点从标题中就能一览无余：《新皮质大小对灵长目物种群体规模的制约》(Neocortex Size as a Constraint on Group Size in Primates)。邓巴在文中指出，由于大脑信息处理能力的局限，特定物种形成的社会群体的规模存在上限。大脑皮层中神经元的数量有限，限制了物种处理信息的总体能力，而就我们关心的问题来说，大脑皮层的极限也限制了监督和管理社会关系的能力。结果就是，社交网络只能发展到这么大的规模。邓巴的理论认为，如果社会群体规模超过了该物种的极限，群体就会不稳定，就会分裂。

邓巴展示了多种非人类灵长目物种的平均社会群体规模与大脑的一个关键指标之间的关系，从而证明了自己的理论。这个大脑指标涉及皮质的体积与大脑其余部分体积的简单比例。邓巴把非人类灵长目物种的结果外推到人类社会群体，并回顾了狩猎-采集社会在时间长河中平均群体规模的数据，从而提出了人类社会群体规模的上限，给出的数字是 150 条左右社会纽带。这个数字以历史、统计和神经解剖学数据为基础，现在通常叫作邓巴数。

邓巴认为，历史上人类社会群体的规模可以归到三个不同的等级：由 30 人到 50 人组成的规模相对较小的群体，时间和空间上通常都紧密聚集在一起；包含 500 人到 2500 人的大型群体，大家在同样的地理边界内，也拥有同样的语言、宗教仪式和其他因文化而异的共同点；此外，还有一种中等大小的群体，有 100 人到 200 人，“形成了大型群体的一个子集，会相当频繁地互动交流，且有因直接认识而结成的牢固纽带”。也就是说，这个中间群体里的人有些特别之处，而形成和维持这样的关系是需要时间和努力的[18]。

在现代人类社会中，这个中等群体规模在很多地方都经 44
常可以看到。例如，从早期罗马时代以来，步兵团就一直是由 100 人到 200 人组成。学术专业群体也通常符合这个规模。有些教会规模很大，有几千人甚至好几万人，但大部分教会的会众都是 100 人到 200 人。对企业员工流动率和缺勤率的分析表明，一小群人就能管理好并实现有效沟通的员工人数，有个至关重要的极限就是 150 人。超过这个数字通常需要建立新的内部体系并增加管理层，才能以最佳方式运转[19]。

尽管从一开始就大受欢迎，但以邓巴的名字命名的这个数字并非没有招致批评。而值得称赞的是，他并没有止步于这个早期发现，而是继续用脑成像工具更直接地验证他这个版本的社会脑假说。2010 年，邓巴和同事们研究了 40 名成年人的健康大脑，并对社会认知很关键的一方面进行了评估，这个方面就是心智理论（theory of mind）。心智理论是共情能力的延伸，反映了个人辨认他人的态度、信念和情绪等心理状态，并认识到这些心理状态跟自身的心理状态有别的能力。如果你能准确评估他人对你的看法，不管你自己是否也持有同样看法，你都拥有强大的心智理论能力。科学家认为，这对人际关系的形成和在时间长河中维持稳固的社会纽带至关重要[20]。

邓巴和同事们发现的是，眶额皮质的大小跟测量个人心智理论能力的心理测试分数高度相关，而眶额皮质是前额皮质中与情绪调节和社会认知密切相关的区域。更重要的是，同样，这些分数并不能用来预判前额皮质其他区域的体积，而那些区域与情绪调节和社会认知的关系就没有那么密切。此前有研究表明，眶额皮质损伤会导致各种社交方面的问题，这个发现也佐证了前面的研究[21]。邓巴和同事们在后续研究中发现，个人眶额皮质的体积跟这个人的社会群体的规模相关，同时也受到心智理论任务测量出的社会认知能力的调节。因此似乎有相当可信的证据表明，前额皮质中这个细分区域的体积，跟社会认知和人类社会网络的规模之间有关联[22]。

我们的社交网络中往往会有一个 3 人到 5 人组成的核心小圈子。这个核心群体占了我们社交时间的一半。我们剩下的时 45
间会在 150 这个邓巴数之间分配（实际上邓巴数是 100 到 200 这样一个范围，取决于个人的社交技能和大脑能力）。这表明，人际关系的质量与投入的时间长短有关。

不必奇怪，核心圈子的成员会随时间推移而变化。比如说有人开启了一段很认真的罗曼史，通常就会把大量的时间花在爱人身上，牺牲跟其他核心圈子成员相处的时间。有了孩子之后也经常会发生同样的事情：小孩子的需求那么强烈，所以父母通常会把时间从其他亲密关系中抽离出来，用来照顾小孩子。一天只有那么多个小时，我们的大脑用于社交和连接的能力也有极限。

我们大脑形成社会纽带的能力有其局限，这对大型在线社交网络能起到的作用也形成了挑战。在被问到用于创建在线社交网络的大脑资源越来越多会产生什么影响时，邓巴实事求是地回答：“人们在脸书上添加的好友超过 150 个时，似乎正在发生的只是，他们只不过是在动用这些正常的更高层级。”也就是说，我们所谓的朋友实际上只是规模更大的非亲密社交团体的一部分，这个团体的人数比邓巴数更多。这些联系人并不是我们能密切关注、能建立关系的人。我们的很多网友根本不是真正的朋友[23]。

这也说得过去。有人可能会反对说，这事儿本身也算不上是个问题。人类的人际关系本来就一直有强有弱，扩大我们的在线社交网络应该也不会有什么风险。但这么做会付出巨大代价，就是我们的时间和注意力。我们没有把时间和有限的大脑能力用于在现实世界中建立高质量的社会关系，而是把这些资源越来越多地用在移动媒体、通信和信息技术习惯鼓励的没什么意义的在线关系上。

如果早期人际关系对我们未来的人际关系和身心健康至关重要，如果我们建立人际关系的能力有极限，那么对于这些技术对我们社会关系质量日益增长的影响，我们该有多担心才好？花时间跟越来越多的虚拟“朋友”在一起，而不是把时间花在现实世界的社会纽带上，会产生什么后果？在本书第二部分，我会尝试回答这些问题。事实证明，在说到我们处理信息、与他人产生关联的方式时，我们的技术习惯已经带来了根本性的变化和负面的后果，在这些方面，大脑和行为科学有很多话想跟我们说。

# 第二部分　重装：受冲击的大脑

# 第四章
# 被扰乱的幼年

2015 年，瑞安开始在镜头前给玩具拆箱时才 4 岁。在妈 49
妈的帮助下，没过几年他就成了 YouTube 上所有年龄段中收入最高的明星——妈妈辞去了高中教师的职务，所有时间都用来和他一起工作。2020 年，他挣到了创纪录的 2950 万美元，每天更新的视频跨越了娱乐和商业的界限。他的频道现在叫“瑞安的世界”（Ryan’s World），播放量已经超过 600 亿人次。我会知道瑞安，是因为我当时 4 岁的儿子迷上了他的视频。瑞安打开箱子，谈论一个个新玩具时，也为孩子们创造了充满无限奇迹的虚拟空间，被迷住的也有我的孩子[1]。

说到孩子们的体验，今天的媒体生态系统跟我们长大的时候简直天差地别。除了有多个有线电视网络全天候提供带广告的儿童节目，新的以短视频、可点播、快餐式业余视频为特色的在线频道也如雨后春笋般到处涌现。而且，父母还可以从网飞、亚马逊等平台上下载各种内容，随时随地在便携设备上放给孩子们看。在海量选择中，年幼用户如鱼得水般在不同频道、不同设备和不同尺寸的屏幕之间切换，尽览无数制作很专业和没那么专业的各种时长的视频。

内容创作从电视和电影的专业制作人手中转到网络业余制作人手中，这个转变有重要意义。在 YouTube、TikTok 等媒体平台上，所谓的“用户生成内容”能大受欢迎，是靠着根
50 据年轻用户的个人品位组织和提供视频的推荐算法的推动。这些算法极为复杂，甚至在某些情况下揭示了（也可以说是创造了）以前没有人知道的市场，而生产商和广告商都渴望进入这样的市场，好利用孩子们令人意外的独特偏好挣钱。谁能想到，瑞安的玩具评论和开箱视频能不胫而走？就在几年前，拆箱视频这种类型还压根儿不存在呢。

这些变化带来了很多问题。幼儿消费的媒体发生了改变：他们在比以前任何时候都多的屏幕上，从新的、有问题的来源，消费着越来越多的媒体内容。这样的改变会产生什么影响？这样的媒体消费对发育中的大脑会有什么影响，进而又会给我们的身心健康带来什么后果？

前面我们曾说到，并非总会有新鲜出炉、直接相关的研究可以回答这些问题。媒体格局正在迅速演变，科学研究跟在后面亦步亦趋。但我们仍然可以通过以前对传统媒体进行的研

究来推断，并把那些发现与神经科学提供的对儿童时期大脑发育越来越多的了解相结合，从而得到一些看法。我会在本章中详述，现有研究表明，我们的大脑，还有我们孩子的大脑，都在重装，而重装的方式需要我们好好审视。但在继续进行之前也有必要提出一些注意事项，因为在解读数十年来对电视的研究并将其应用到当今媒体世界时，有一些内在的挑战。

第一，如上所述，新媒体环境中制作和访问媒体内容的方式变了。在不算遥远的过去，视频内容由专业人士制作并分发，观看这些视频的时间在一天当中也是固定的。广播公司会制定节目时间表，让父母和照顾者能把儿童观看的内容限制在专业制作的节目上，比如《芝麻街》。《芝麻街》于 1969 年首播，旨在为孩子们，尤其是生活在贫困中的孩子们提供高质量的学习内容，节目内容以研究为导向。这样的节目需要数十名编剧、制片人、导演和演员才能做出来。这个节目的成功毋庸置疑。而今天由用户生成的业余内容与之形成了鲜明对比，其制作目标往往没那么令人钦敬，由小型团队和个人制作，而制作地点呢，只要是智能手机能去的地方都行。过去对媒体消费的研究认定的媒体内容，跟今天成年人和儿童消费的类型并不一样[2]。

第二，看到视频的可能性，以及视频的呈现方式也都发生了变化。这些通常业余制作出来的内容，随时都可以在父母往

往难以监控的移动设备上访问（下文详述）。如今我们的孩子
51 经常在无人监督的情况下接触媒体，可以随时随地观看任何
他们想看的内容。屏幕尺寸也变了：电视屏幕越来越大，但由
于智能手机和平板电脑出现，大部分屏幕使用时间都花在了
小巧、便携的屏幕上。

第三，我们接触新媒体的方式也跟旧媒体不一样。传统的电视提供的是一种被动体验：别人制作、导演了一个沉浸式的视听故事，随时间线性展开，开头、中间和结尾都非常清晰，我们只需要一路看下去。这种经历会触发神经系统科学家所谓的自下而上的处理过程，指的是驱动这个过程的是大脑中皮质下或者说位置较低的神经元网络。而新媒体，尤其是在线视频或手机应用里的视频，本质上互动性更强，也会激发更多切换和跳跃，所以跟我们接触旧媒体的方式截然不同。因此，新媒体触发的更多的是自上而下的处理过程，由大脑中上前额皮质里的网络负责。

参与自上而下的处理过程的用户会成为他们的体验的共同生产者，在不同时间不断做出选择和反应。年幼用户改变了他们对新媒体的关注方式和行为，并倾向于在更短时间内消费更多媒体，获得更迅捷的情感奖励。我们会看到，这些注意力习惯和情感体验将由前额皮质来调节，而尚未发育成熟的前额皮质上也会留下这些习惯和体验的印记，有可能导致后

来的生活中注意力持续时间变短等后果[3]。

第四，媒体注意力持续时间变短的主要原因之一是媒体多任务处理，也就是同时使用两个或多个媒体设备，或在执行某个单独任务比如写作业时使用媒体设备。考虑到现代媒体无处不在而且极为便携，我们应该不会对媒体多任务处理越来越常见感到惊讶。媒体多任务处理大规模增加，对我们的孩子和我们自己都有影响，研究人员也因此面临着挑战，需要以不同方式思考他们所做的研究。较早的研究当然不会说到媒体多任务处理的事，因此我们需要从多个角度对这个新领域详加审视。

第五，由于屏幕小巧、便携，我们很难准确说出孩子们在看什么，所以目前很多研究都只能依靠面向父母和年幼用户的问卷调查。这种方式增加了媒体消费数据受各种偏误影响的可能性，因为根据提问的方式和时间不同，人们既有可能会夸大也有可能会隐瞒媒体的使用情况。因此，研究人员非常需要把调查结果跟新的方法结合起来，以确保结论是准确的。好在这样的方法确实有，调查仍然有效。实际上，针对父母和孩 52
子的调查甚至表明，有些对传统的观看电视的行为进行的研究在今天仍然很重要，可以补足针对新媒体影响的新兴研究。例如有一项精心设计的调查发现，尽管笔记本电脑和互动性很强的应用程序的使用有所增加，儿童在手机上观看的内容仍然是主要来自 YouTube 和网飞的娱乐视频[4]。

最后一点是，有个问题同时困扰着传统媒体研究和新媒体研究，就是行为和结果之间就算是最有说服力的相关性也不能证明有因果关系。因此我们必须小心从事，不要把两个变量之间的关系解读为其一导致其二的证据。例如我们会看到，诊断为注意缺陷多动障碍的孩子会观看大量媒体，尤其会进行媒体多任务处理。但是，这是否意味着有注意缺陷多动障碍的孩子就往往会观看过多媒体内容，也会过多进行媒体多任务处理，还是过多的媒体消费和媒体多任务处理会加剧或导致注意缺陷多动障碍的症状？我们将看到大部分证据都表明，两者之间可能确实存在因果关系[5]，但这种关联不是靠假定就能得出的。要证明这层关系，需要对研究精心设计，对结果仔细分析。

值得庆幸的是，我们有大量以前进行的严谨研究可资借鉴。经过慧眼独具的解读，这些研究可以也应该为今天跟屏幕使用时间和移动媒体使用对儿童和青少年的影响有关的激辩提供一些信息。特别是，跟我们对新媒体和相关技术对大脑发育影响的最新了解结合起来，传统媒体研究能就“今天的儿童成长为明天的成年人时我们可以期待什么”这个问题提供一些见解[6]。

## 婴幼儿的高科技多媒体玩具（0岁到3岁）

朱莉·艾格纳–克拉克是一位全职母亲，以前还当过高中英语教师。大女儿1岁左右时，艾格纳–克拉克开始考虑有没有办法让女儿接触一下艺术和科学。她四处寻找，发现婴幼儿教育市场一片空白。因此，她决定自己动手制作课程。1996年，她借来一台摄像机，用几个木偶，加上丈夫的帮助，在他们家地下室拍了第一条视频。媒体领域一个新概念就此诞生，一家公司也就此诞生了，并很快在整个美国脱颖而出，这就是“小小爱因斯坦”。在一次采访中，艾格纳–克拉克说：“在最 53
早那些视频里面我做的全都是以我当妈妈的经验为依据的。我没做任何研究，我了解我的孩子，我知道她喜欢看什么。我觉得，我的宝宝喜欢看的东西，大部分宝宝也都会喜欢看。”[7]

可以让才6个月那么大的孩子通过视频接触高雅文化和外语的想法，引起了数百万父母的共鸣。最早的系列还有一个也叫“小小爱因斯坦”，群起仿效的另一些系列还有“小小莫扎特”、“小小伽利略”和“小小莎士比亚”等。这些视频通常都是由木偶、玩具和一些形状等的镜头简单剪辑起来，再配上音乐和诗歌朗诵。父母对这样的视频赞不绝口，夸说他们的孩子会安安静静地坐上好几个小时，聚精会神地看着，显然是在学习。“小小爱因斯坦”的产品赢得了几个奖项，包括《育儿》（*Parenting*）杂志颁发的最佳视频奖。在鼎盛时期，家里有2岁以内孩子的美国家庭中，将近三分之一都有“小小爱因斯坦”的视频[8]。

成功引发了竞争。1998年，英国节目《天线宝宝》等都随之推出了有趣且希望有些教育意义的内容。几年后，艾格纳-克拉克面临着要领导一家不断壮大的企业的压力，并不觉得有什么乐趣，于是在2001年以未披露价格把公司卖给了迪士尼。迪士尼总裁鲍勃·伊热称：“收购‘小小爱因斯坦’给迪士尼带来了又一个高质量品牌的特许经营权，这个品牌的服务对象，是我们的核心客户群——有小孩的家庭。”[9]

但没过几年情况就变了。出现了一系列研究文章质疑这些婴幼儿视频的教育影响，2007年发表在《儿科》（*Pediatrics*）杂志上的文章是其中最早的一篇。研究人员给1000多名2岁以内孩子的父母打电话，向他们调查他们孩子观看视频的习惯，并进行了一个简短的语言测试，这个测试的完整版经过大量验证，可用于评估儿童早期的语言技能。然而，对“小小爱因斯坦”的特许经营权来说，也是对于婴儿时期接触视频这件事来说，结果并不令人鼓舞。数据显示，婴儿（8个月到18个月）每天每观看一小时视频，对应的语言习得能力将显著下降。

这种影响对最年幼的孩子尤其强烈。婴儿不但没有以更快的速度学习语言，反而是有证据表明正落得越来越远[10]。

《时代》杂志回应了这项研究，发表了一篇火药味十足的批判性文章，题为《小小爱因斯坦：到底还是没那么聪明》。儿童权益倡导组织和美国联邦贸易委员会也对与这些产品有关的说法是否有效提出了质疑。迫于压力，迪士尼公司从宣传用语中删除了“教育意义”一词。随后，公司还破天荒提出 54
要给父母退还一部分购买 DVD 的费用，此举被解读为默认这些视频“到底还是没培养出爱因斯坦”[11]。

今天研究人员指出，让不到 3 岁的孩子接触任何电视和视频都值得担忧，主要有 4 点原因。第一点，我们知道，大脑发育在出生后第一年最为显著，因此遗传因子、神经元生长和环境之间的相互作用在这一时期尤为重要。有证据表明，让孩子去接触很多面向儿童的画面明亮、快节奏的视频，可能会对注意力和认知产生重大影响。本章稍后我会讨论，就算是把电视开着当背景，也会改变非常小的孩子玩玩具的方式，以及父母与孩子互动的方式[12]。

第二点是，婴儿和还在学走路的孩子无法真正从视频中学到多少东西。就算年幼的孩子能理解屏幕上是在干什么，他们也缺乏把这些信息转化为在现实的三维世界中有意义的知识所需要的认知技能。这个问题叫作视频转化缺陷，它也许能解释“小小爱因斯坦”及类似儿童早期视听产品在教育方面为何失败。这个缺陷很可能跟大脑发育不成熟，尤其是婴儿的前额皮质还不成熟有关，因为还没有完全发育，所以难以控制注意力，记忆能力不发达，也无法进行抽象思考和象征性思考[13]。

视频转化缺陷有个很关键的证据是2010年进行的一项关于词汇学习的随机对照研究。研究人员招募了96个家庭，孩子都在12个月到18个月之间，并把这些孩子分为4组。其中一组的孩子拿到了一盘很畅销的婴儿学习DVD，每周至少观看5次，但父母均不在场。另一组孩子以同样频率观看同样的视频，但会有父母之一跟孩子一起看。第三组孩子分到的任务是只通过与父母互动学习同样的词语，不看DVD。第四组是对照组，完全不让他们接触这些词语。这项研究进行了一个月，研究前后都测试了孩子们的词汇量[14]。

结果清楚地表明，看视频的孩子无论父母是否在场，学到的单词都不比对照组多。没看DVD由父母教出来的孩子表现
55 出来的学习成果最好。有意思的是，跟孩子一起看DVD并声称孩子很喜欢视频的父母，往往会高估他们孩子学到了多少，然而孩子们真正学到的其实非常有限。这项研究清楚地证明了，对于婴幼儿的学习，视频无法替代面对面的互动。对此有不同意见的成年人是在假设婴儿有他们其实还不具备的大脑

资源。跟父母社交互动并非有效补充了以视频为基础的学习过程，因为在还在学走路的孩子身上，压根儿就没有“以视频为基础的学习”这么回事儿。

跟幼儿观看视频的行为习惯有关的第三点原因来自置换假说：花在看视频上的时间可能会挤掉其他对这个年龄来说更合适的活动，比如面对面交流、创造性的或开放的游戏时间、身体运动、户外游戏，还有阅读，研究认为这些全都有助于儿童的大脑健康发育。前面也曾指出，调查表明现在有些小孩子每天花在媒体上的时间多达3小时，这在他们醒着的时间里占了相当大的比例，却没有用来完成对发育有重要意义的任务。

最后一点是，早年观看视频的习惯会一直伴随我们，在整个一生中都可能会对社交、情感和身体健康产生严重影响。很早就接触视频会把年幼的大脑装配成通过视频而非人际关系来应对情感和情绪，代价就是牺牲更急需的自制力的训练。习惯是在很长一段时间中逐渐积累而成，并受到情绪奖励刺激的影响，而这些刺激在大脑中越来越根深蒂固之后，习惯也就越来越难以改变了。迪米特里·克里斯塔基斯和弗雷德里克·齐默尔曼两位研究人员说到的只是一种媒体，但对其他媒体也同样适用：“可不要低估了电视在这个神经成熟过程中可能发挥的影响。”[15]

这种影响可能导致的多种负面影响会在孩子的成长过程中逐渐表现出来：执行功能下降，心理健康出问题，近视的可能性上升，肥胖的水平也会增加，而最后一点还会在未来导致更多身体方面的健康问题。与此同时，这项研究同样表明，让3岁以下的孩子接触视频，大多数时候对健康没有任何好处，对教育的好处就算有也寥寥无几；视频转化缺陷就是没办法绕过去。参与调查的家庭无论社会经济地位如何，这些发现都成立。研究结论极为明确，因而美国儿科学会强烈反对让2岁以下的孩子接触任何媒体[16]。

然而在1岁生日前就花了越来越多时间看视频的孩子也越来越多，因为要看到视频实在是太方便了，高速连接的移动数
56 字技术也与有荣焉。我们来关注一下早年过多接触媒体的最大危害之一，一种会螺旋式向外蔓延的，将波及社交、情绪和智力学习的所有方面的危害，对创造力和身体健康的恶性影响就更不用说了。这就是注意缺陷多动障碍。

## 注意缺陷多动障碍与媒体接触

迪米特里·克里斯塔基斯是儿科医生，也是西雅图儿童医院儿童健康、行为和发展中心主任。他也是美国儿科学会指导方针的主要贡献者，还一直领导着媒体对儿童影响的研究。

在他的工作成果中，有几项就研究的是幼儿时期接触电视会如何影响他们长大时的注意力。

克里斯塔基斯和同事们分析了全美青年纵向调查的数据，这是美国劳工部进行的一项研究，收集了个体参与者多年的信息。这些数据让研究人员能更好地了解童年经历和后来的结果之间的相关性。克里斯塔基斯团队利用 20 世纪 90 年代的数据，尝试能否根据孩子们在 1 岁和 3 岁时观看视频的习惯预判他们 7 岁时的注意力问题。研究既发现孩子们看了很多电视——样本中较年幼的一组平均每天看电视 2.2 小时，较年长的一组平均 3.6 小时——也发现看电视的时间越长，出现注意力问题的比例就越高。克里斯塔基斯阐释道："这项研究显示，1 岁到 3 岁的时候，一天当中每多看 1 小时电视，就会让 7 岁时出现注意力问题的风险增加将近 10%。"[17]

这个结果在当时很有争议，也有人认为作者是在把遗传的因素最小化，并指责是父母导致了他们的孩子患上注意缺陷多动障碍。今天我们来重新思考这项研究的结果时，同样需要记住，这些数据来自数十年前，而且是在互联网出现之前获取的。这些问题并不会让研究结果失去意义，但在把这些结果外推到现代媒体格局中时，我们还是应当小心从事。前面提到过的其他注意事项也仍然适用：数据以父母对孩子的报告为基础，有时候会带有偏误；这是一项相关性研究，并没有以某

种方式在看电视和注意力问题之间建立因果关系。有可能幼儿时期注意力持续时间较短的儿童更容易被电视节目吸引，
57 也更需要电视节目。而有注意缺陷多动障碍的孩子能安安静静地坐着专心看电视，因此电视节目经常能带给不堪重负的父母急需的休息时间，让高危儿童接触媒体的总量增加[18]。

这些说法也挺有道理，但后来出现的很多研究都得出了类似结果，让这些说法失去了大部分影响力。过去 40 年这方面的 50 多项科学研究均表明，接触媒体对注意缺陷多动障碍症状的影响一直还算适中但也很显著[19]，相关性在数字时代似乎也变强了。2011 年，随着智能手机在美国的普及率迅速上升，媒体消费总体上也在上升，与此同时儿童中注意缺陷多动障碍的比例也越来越高。根据疾病控制和预防中心的数据来看，2003 年诊断为注意缺陷多动障碍的儿童占将近 8%，而到 2011 年这个数字上升到了 11%。这等于是注意缺陷多动障碍病例平均每年的增长率高达 5%，与克里斯塔基斯的发现一致：随着对媒体的接触增加，出现注意缺陷多动障碍症状的情形也会增加。而且，并非只有年纪很小的孩子才会这样。同一时期另一项独立分析显示，美国 5 岁到 9 岁儿童出现注意缺陷多动障碍的情形增加了 33%，10 岁到 14 岁儿童增加了 47%，而 15 岁到 17 岁的青少年增加了 52%，很让人震惊[20]。

数据表明，有些孩子幼年时可能比其他孩子更容易受影

响，因此有些孩子就算看很长时间的电视也不会有什么不良影响，而剩下那么多孩子则更有可能在恶果面前苦苦挣扎。有可能是因为，注意缺陷多动障碍和媒体使用之间有非常复杂的相互关系——有注意缺陷多动障碍风险因素的孩子想得到大量刺激性的媒体内容，而这样的媒体内容随后又会让出现注意缺陷多动障碍症状的风险增加。显然还需要更多研究，才能更好地了解媒体对幼儿的作用，以及接触媒体的长期影响。但我们所知道的足以让我们得出这样的结论：在大脑发育的早期阶段，说到接触媒体这个问题，回答就是越少越好。

## 背景媒体的影响

把电视开着当背景是我们所有人生活中都有的一个共同特征。体育馆、酒吧和很多地方的大屏幕上都在播放体育、新闻和别的节目。在有些人家里，开着电视也是常态。然而很不幸，这种常态可能会对非常小的孩子的生活产生很让人担心的影响。

哥哥姐姐和照顾孩子的成年人会在婴幼儿在附近时观看 58
大量的电视和流媒体视频，也可能会无意中让有小孩子在玩耍或睡觉的房间里的电视一直开着。2012 年的一项调查显示，照顾者会让 8 个月到 2 岁大的孩子平均每天 5 小时以上暴露在电视背景中。2017年的一项调查发现，42%的家庭会让电视“一直”开着或“大部分时间”都开着[21]。

背景电视对年幼儿童的影响可能会非常大，就算他们没怎么关注电视画面和声音也同样如此。2008年，研究人员招募了50名分别为12个月、18个月和36个月大的幼儿，让他们玩各种各样的玩具1小时，其中一半时间有电视开着当背景。研究人员发现，跟电视关着的时候相比，孩子们玩耍时间的长度和质量在电视开着的时候都显著缩短和下降了。最小的孩子看一眼电视的时间往往只有几秒，而且经常一分钟还看不到一次，但结果也没什么区别：所有年龄段的孩子都受到了显著影响。随后的研究还发现，有电视作为背景，亲子互动的时长和质量也会缩减和下降[22]。

背景电视通过引发心理学家所谓的定向反应，扰乱了儿童（和成年人）持续、集中的注意力。定向反应紧随视觉或听觉提示而来，是一种表明会有新的或可能相关的信息即将到来的刺激。提示抵达时，收到提示的人会经历一次唤醒(唤醒是大脑产生的一种信号，让我们做好集中注意力的准备，或对因应提示将采取的行动做好准备)。2008年这项研究的作者指出，电视的声音信号、活动画面、亮光和大尺寸吸引着孩子们的注意力，同时也唤醒了他们。

现在我们设想一下这种情形：有个小孩子每天花两三个

小时消费媒体，同时还会长达5小时都把电视开着当背景。这个孩子从照顾他的成年人那里能得到多少高质量的互动？适合他这个年龄的玩耍、读书和面对面社交等活动的时间会少多少？然而我们已经知道，这些活动全都有助于促进大脑健康发育。与此同时，由于存在视频转化缺陷，3岁或不到3岁的孩子从观看视频的行为中得到的很少，有些情况下还会在健康发育所需要的学习技能上落后于别人。

值得注意的是，美国儿科学会在建议非常年幼的孩子不要接触屏幕的同时给出了一个重要例外，这就是视频聊天。在
父母指导下，婴幼儿可以使用FaceTime、Skype、Zoom和Meet 59
等应用程序，从视频聊天中得到好处，因为这样聊天带来的是建立社交关系的机会，通常都是跟远在他乡的亲人或曾照顾孩子的人。这种情况下，把时间花在移动数字设备上面也还算值得[23]。

道理很简单。视频聊天提供了类似于面对面互动的体验，而其他媒体大都不是这样。视频聊天作为例外，也在证明非常小的孩子不能接触屏幕。不到3岁的孩子如果能跟关心爱护他们的父母、哥哥姐姐及其他成年亲属和照顾者面对面互动，对学习技能和发育来说都是最好的。非常小的孩子需要模仿他们周围的人，重复大孩子和成年人的动作、表情和话语等。视频聊天能提供练习这些微妙技能的机会。安慰性触摸对于幼

年的前额皮质产生神经无连接的过程来说也很有价值，而视频聊天尽管没有提供安慰性触摸的机会，也还是同样实现了互动交流。视频聊天并不是面对面交流的完美替代品，但因为我们装配成了便于连接的样子，在这种特定的屏幕活动上花一定时间还是可以接受的，尤其是如果祖父母住得很远，或是父母出差了的话。就算是孩子，也能通过视频聊天锻炼他们的社交能力，帮助他们为以后高质量的人际关系做好准备[24]。

## 新神奇年份（3岁到5岁）

那年冬日将尽的一个周末，我待在波士顿的家里，身边只有刚满3岁的大儿子。我有好多活儿要干，也需要安静一会儿，于是我把 iPad 给了他，让他玩儿1小时。这是美国儿科学会给的上限：他这个年纪的孩子正开始克服视频转化缺陷，但每天接触媒体的时间不宜超过1小时。

我儿子乐此不疲地在 YouTube 儿童应用中看着视频，这个应用会限制内容，确保孩子看到的内容对他们的年龄来说是合适的。1小时的时间里，一片祥和。但随后到了他应该停下来的时间。我试图把 iPad 拿开让他别看视频了，结果是刺耳的尖叫和眼泪，很快又是情绪彻底崩溃——很可能是我见过的他脾气发得最大的一次。

刚开始我以为他不过是累了，要不就是今天过得实在不
怎么样，再不就是饿了，但后来又有几次，让他用 iPad 看
YouTube 视频 1 小时或不到 1 小时后，他还是会大发脾气。我 60
妻子也注意到了这样的规律。我们的儿子平常可不这样。我们
给他读 1 小时的儿童读物后，他会很平静、很机灵。我们会让
他在电视上看专业制作的长篇教育内容，看完关电视时他会
稍微抗议一下，但从来不会大发脾气。然而，关掉 YouTube 上
业余制作的短视频，就会让他的情绪完全失控。

我们看到的，是早期大脑发育与新媒体内容和技术的碰撞。大脑发育从出生的时候起就开始了，但这些变化要到 3 岁左右才能真正看到成果。随着大脑逐渐成熟，早期语言得到发展，孩子也开始有了对自我身份的认识，并开始以更多的精力、意图和好奇心探索外部世界。推动这些变化的，是受前额皮质控制的执行功能的三个新出现的成分：（1）得到增强的记忆能力；（2）得到增强的专注于任务及在任务之间切换的能力；（3）让自己不去响应会令自己分心的刺激的能力。发育中的这次飞跃的结果就是，学龄前儿童突然之间就能比以前更灵活、更能够有条不紊地组织他们的思想、沟通和行为[25]。

现在还要再加上智能手机、应用程序和在线视频内容的诱惑，这些内容组织起来一方面是为了吸引孩子的注意力，另

一方面也是想安抚父母：毕竟，媒体制作人也知道，父母和照顾者担心孩子看屏幕时间太长，同时自己也在跟自己与科技的关系较着劲。因此，内容创作者和发行商使出了浑身解数，让成年人对他们孩子看到的视频产生一种尽在掌握的感觉，甚至还有可能会提供不加广告的视频。（然而并不是说这样孩子们就不会受到市场营销的影响了，瑞安拆箱视频没有广告，但同样是以儿童为目标的市场营销。）结果就是在 3 岁到 5 岁这几年，父母不断受到把孩子扔给屏幕的诱惑，尽管这时候孩子们正为发育做好了准备。这几年实在是太有挑战，也太叫人无所适从了。这让学龄前那几年的媒体管理变得特别困难，而对数字素养的需求也变得极为重要。

这个年龄会这么难搞，原因之一是这时候屏幕上的内容开始变得对孩子们可能有些用处了。3 岁到 5 岁时，在更小的孩子身上会有的视频转化缺陷可以克服了，而接触一些电视可以成为面对面学习的补充。已经有大量研究发现，专业制作的高质量、长篇教育内容，例如《芝麻街》和《探险家朵拉》
61 这样的节目，可以帮助适龄儿童获得语言和读写技能。但是，在线的新媒体内容和所谓的教育软件呢[26]？

传统媒体上的线性内容经过精心设计，考虑到了孩子们的发育和教育，理论上没有什么能阻止新媒体传播这样的内容，也没有什么能阻止软件开发人员开发复杂的、可编程的交互系统来帮助学习。实际上，教育软件许诺的前景相当可观，说是互动程序可以根据孩子准备好的程度、系统性的活动和反馈来提供适当的挑战，加强并奖励学习。便携设备哪里都能去，在上面提供高度定制的学习内容，也许对孩子和父母都有好处，让孩子在任何地方都能学到知识，也让忙碌的照顾者腾出手来忙一忙自己的工作、需求和成人发展，也能够因为知道他们的孩子实际上正在让大脑得到滋养而安心。

但是很不幸，适合发育的新媒体在我们生活的这个世界上并不存在。互动软件许诺的前景很真实，但并没有实现：针对年龄专门设计的电子学习软件已被证明能让学龄前儿童的学习更有效率，然而几乎没有证据表明，有什么商业产品符合这些设计原则。2015 年，有人评估了数百款标为“教育类”的面向幼儿和学龄前儿童的应用程序，结果很让人泄气[27]。

评估发现，几乎没有理由相信这些应用程序有哪个表现良好。很少有哪款应用以某种据称的理论模型或正式测试为基础，也就是说，没有人正儿八经地测试过这些应用是否真的教会了孩子们什么有用的东西。承认进行过的测试几乎全都是可用性测试，重点关注的是软件是否能用，或是否能产生“吸引力”或“亲和力”，而针对成年人的市场营销中讲究的也是这些东西。与符合儿童需求的研究结果相关的学习效率测试，明显没什么人做过。并且，这些应用程序并没有促进那些已知对儿童的学习和发育至关重要的活动。例如，只有不到10%的应用鼓励用户同父母或照顾者一起体验，尽管有充分证据表明，无论是在数字游戏还是图书阅读中，父母积极参与都会对孩子的学习很有帮助[28]。

因此也不必奇怪，所谓专家对这些应用程序的评分会有很大差异，以至于应用程序推荐列表一个个看起来天差地别。这一款看起来是教育软件，设计出来却是为了让人喜欢，而不是用来教学。推出这款软件主观上就是要吸引并迷住年幼的
62 用户，而不是为了实现更客观的学习目标。这种情形下，这些应用程序似乎对父母有帮助，但实际上只会让在数字时代养育孩子的人越发混乱。

创建互动数字体验的企业，尤其是游戏和在线视频企业，首要目标都是行为强化，这样才能保证用户的回头率。平台要用户数最多、使用时间最长才能兴旺发达。因此，软件开发人员专注于用永不停息的自动播放功能和无限的内容推荐来形成强制循环，而不是专注于学习目标和读写能力。越来越复杂的内容，包括动画、音乐插曲和其他花里胡哨的东西，让体验变得更吸引人，但主要是为了让用户兴奋和分心，很少能帮助用户获得什么技能。真正的学习需要节奏、在适当时机给予奖励，学习目标也要明确，但孩子们在接触“教育”内容时，上面这些一概不需要。他们观看和玩耍，只是为了刺激和

娱乐。

现在说回我儿子的情绪崩溃。时不时会拿 iPad 哄小孩儿的人，当然不会只有我一个。研究表明，父母和照顾者需要在照顾孩子的间歇休息一下时，经常会求助于移动设备。同样，这些父母和照顾者可能会对孩子花在屏幕上的时间犹豫不决，会对把设备放到孩子手中感到担心和内疚。但有的时候，好像真没别的办法。无论我觉得有多内疚，我还是跟很多大人一样，会把 iPad 丢给儿子去玩[29]。

跟很多家长和照顾者一样，我也发现新媒体的组织体系使得把孩子们从数字游戏的藩篱中解救出来变得特别困难。重新吸引孩子们的注意力往往很难，因为移动设备上的数字任务设计出来就是要迷住他们，不会有专业制作的传统电视节目里会有的那种很自然的中场休息和终于结束的时候。自动播放、看不到头的推荐列表、“跳过”的选项以及能让人连玩数十个小时甚至永远停不下来的电子游戏，都注定了新媒体只能被打断，到了该停下来的时候只会让局面越发紧张。研究证实了照顾者的直觉：花在新媒体上的屏幕时间会让幼儿和学龄前儿童大发脾气，而且一发起脾气来就不可收拾[30]。

有些学术带头人和行业领袖建议做出改变来解决这些问题，让新媒体实现其帮助孩子们达成明确的学习目标的承诺。一方面，如果应用程序有什么花里胡哨的功能，也应该用来强

化已得到证实的学习目标，而不是让用户分心或仅仅是刺激他们。另一方面，应用程序应当鼓励照顾者跟他们的孩子一起
63 使用，好帮助他们学到知识，并把互动更自然地延伸到非数字的环境中。最少最少，软件也应当给父母提供他们孩子正在进行的活动的相关报告，好让成年人能监督他们孩子的进步和学习。而且，应用程序和在线内容要有停下来的地方并且默认开启，这样用户能知道该在什么时候结束。这样的设置会促使孩子和照顾者暂停使用这些内容，回到现实世界。然而，很少有数字内容遵循这些建议[31]。

从那个周末儿子大发脾气的事情中，以及后来孩子们的生活中与媒体有关的考验和磨难中，我和妻子学到了珍贵的经验教训。现在我们很少让孩子接触 iPad 和在线短视频，就算接触也只是为了奖励他们的良好行为。孩子当中有谁在用数字设备时，我们会对能用多长时间设定明确的预期，在还剩 10 分钟、5 分钟和 2 分钟的时候都会给出提醒，让孩子知道还有多久结束。大多数时候，他们每天一小时的接触媒体的时间中都会有我们俩当中的一个在场，让他们在一块大屏幕上或起居室的电视上看，要不就是引导他们观看专业制作的长篇教育内容，尽管他们经常都想看点别的东西。出门旅行时，我们会带上无法联网的便携式 DVD 机。这样一来他们的选择有限，我们可以控制他们观看的内容，也确保他们不会被吸进在

线推荐的无底洞。我们允许他们使用的应用程序，必须满足下列条件：服务于明确的、适合他们年龄的学习目标；有停下来的地方；鼓励父母参与互动；少搞那些花里胡哨的东西。

## 在数字时代学习阅读

非常幼小的孩子神经元生长特别迅速，后果之一就是他们学习起来就像海绵一样，周围环境里几乎所有东西都会被吸收进去。但并非所有学习都是等价的。随着孩子进入学龄前那几年，在大脑的急速成长中，学习能力也在加速进步。孩子们开始探索、社交，并建立起一种对形成高质量的人际关系来说至关重要的心智理论。这通常也是父母和其他照顾者引入更系统性的学习，特别是学习阅读的时候。

阅读是只有人类才具备的技能。据估计，这种技能是在大概五千年前进化出来的，是人类最近才取得的一个进步，我们这个物种在地球上生存的大部分时间里都不存在这个技能。
但是，这个技能对我们的技术发展、社会结构以及我们在地球 64
上的统治地位的影响不可低估。

因为阅读这项技能在我们这个物种的进化史后期才出现，我们大脑中的所有神经结构都没有装配成让我们生来就会阅读的样子。实际上，这个技能征用了为其他功能进化出来的大脑网络，将其重新用于从笔画里读出字词、从字词里读出句子、从句子里读出意思的任务。这就是为什么阅读能力只有向着目标长期反复刻苦训练才能得到。学会阅读，需要着意练习和大量重复。而阅读会重装我们的大脑，因此在我们的大脑最容易受影响的时候做阅读练习最重要，也就是从婴儿期到5岁。有证据表明，这个发育阶段对很多技能的习得都至关重要，对于将伴随终生的阅读能力也是不可或缺的[32]。

这也是为什么我会尽可能多地坐下来跟孩子们一起阅读。跟大人一起读书是增强语言交流和视觉刺激的有效手段，而学习阅读所需要的神经网络的建立，离不开这些交流和刺激。研究表明，坐在爸妈怀里，以及其他给幼儿读图画书相关的育儿行为不但可以提高阅读技能，而且可以增强孩子对大人的依恋。同样有研究表明，学龄前那几年接触过更多阅读的孩子，未来阅读的动机更强，而阅读动机与学习成绩和身心健康都密切相关。与之相反，另有一些数据表明，早期阅读量有限跟上学前班时准备不足、学习成绩下降乃至肥胖率上升都有关系，而最后一点还会带来更多身体健康方面的问题。不必奇怪，反对孩子在2岁前接触任何屏幕的美国儿科学会，同样也强烈支持孩子出生后接触阅读越早越好[33]。

然而这项任务并不简单。我们作为已经成年的读书人，通常会把从书上的一笔一画中读出意思来的能力当成是理所当然的。阅读涉及好几个很复杂的心理过程，孩子能拥有的认知资源有限，会因为这些过程而负担加重。在动用运转中的视觉记忆来分辨笔画、字句时，读者需要在脑子里保留一定数量的信息。他们必须能忽略外部刺激，用注意力和抑制性的控制能力来让注意力保持集中。他们还必须从抽象的符号中读出意义，并在一段时间里记住这些含义，才能让阅读形成理解并通顺流畅。所有这些技能通常都会归到执行功能里面，主要由前额皮质控制。因此，阅读障碍（无论是因为没怎么接触过阅 65
读、有学习障碍还是注意缺陷多动障碍）看起来就像是大脑里的这个关键区域的活化发生了改变、失去了连接或别的什么故障[34]。

学习阅读原本就已经体现为巨大挑战了，在数字时代这个挑战也变得更加令人望而生畏。随着数字屏幕使用率上升，小孩子花在阅读上的时间也越来越少。但问题不仅在于花在屏幕上的时间没花在阅读上，或是花在做其他对发育有好处的活动上，比如体育锻炼、画画、跟别的孩子玩耍，或跟大人社交之类。同样有证据表明，年幼时把大量时间都花在屏幕上，会损害大脑，使阅读变得更难学，也更难从阅读中得到回报[35]。

前面我们也曾论及，学龄儿童的注意力问题也要部分归因于屏幕使用时间增加，尽管这部分不算很大，还是有些重要的。究其原因，也许是大量接触屏幕使前额皮质的成熟滞后所导致的。注意力很难集中的孩子也很难专注于阅读，因此培养出流畅性和理解能力相当费劲。他们尝试阅读的努力更有可能带来沮丧，以及阅读因为理解能力降低而变得枯燥乏味，因此有“不值得费那劲”的感觉。这就导致了一个负反馈循环，阅读从中几乎得不到好处，于是会产生很痛苦的感觉，于是更加不愿意尝试阅读，于是更加沮丧，于是从阅读中得到的好处越来越少，就这样循环下去。

最近的神经成像证据表明，自己读书和别人读书给他听的孩子的大脑，跟用来阅读的时间很少、大量时间都花在媒体上了的孩子相比差别相当大。从脑成像研究中我们了解到，更一般地，花在屏幕上的时间特别长的孩子，大脑中也会出现皮质萎缩，也就是大脑皮层中的灰质和白质减少，神经元连接减少，大脑的语言区域厚度变薄[36]。这里我重点关注的是跟屏幕使用时间有关的大脑变化的证据，因为与阅读习得密切相关。

部分关键证据来自辛辛那提儿童医院的儿科医生、神经系统科学家约翰·赫顿。赫顿和同事们进行的两项研究共同表明，使用屏幕可能会干扰阅读技能的发展。在第一项研究中，赫顿等人用功能性磁共振成像（fMRI）扫描了 4 岁女孩的大脑，其间她们都在听适合她们年龄的故事的朗读录音。随后

是未经指导的母女共处时间，女孩的妈妈可以选择给女儿从图画书里读另一个适合她们年龄的故事。阅读过程录制了下 66
来，并用标准的统计指标编码，以衡量母女之间互动、亲密和互相吸引的程度，以及对话的类型和质量。

研究人员发现，跟孩子在功能性磁共振成像扫描仪中听故事相比，听妈妈读书的分数——互动、面对面的母女时间的总体质量——对应的大脑中与阅读和语言有关的区域的激活水平较高。这表明阅读过程中高质量的成人-儿童互动有助于促进赫顿所说的“准备好阅读的状态”——这些互动在训练大脑的读写能力。鉴于我们对阅读的了解，大脑中激活的区域不会让我们觉得意外：其中包括前额皮质的几个区域。再想想我们对前额皮质在情绪调节中的作用有什么了解，就会觉得孩子在大人读书给他听时往往会很平静、很放松，但仍然高度投入也挺顺理成章的。父母给孩子读书在情感方面也有好处，尤其是如果父母会费心提出问题，解释阅读材料，并鼓励孩子思考书本上的内容的话。赫顿和同事们一起总结道：“有理由推测，在共同阅读中有更多相互吸引的经历的孩子，可能会更有能力在故事和他们自己的生活之间，以及在他们和读书给他们听的照顾者之间，形成更牢固的社会情感关系。”[37]

因此有理由认为，跟照顾他们的大人一起读书，这种高质量的阅读经历可以训练孩子们的阅读理解能力，也会让他们的情绪更健康。那么，现代媒体设备会带来什么影响呢？赫顿和同事们的第二项研究用到了 8 岁到 12 岁儿童的大脑扫描，这个年纪的孩子理应能读得很流畅了。这些孩子的父母双方分别告诉研究人员，他们的孩子出于好玩儿花了多少小时在阅读图书、报纸和其他材料上，又花了多少小时在以屏幕呈现的媒体设备（包括智能手机、平板电脑、笔记本电脑、台式机和电视）上。在这项研究中，研究人员关注的大脑区域与上一次研究相同，但这次关注的问题是，花在阅读上的时间比花在屏幕上的时间更多的孩子，会不会在跟阅读有关的神经网络（包括前额皮质、视觉和语言处理中枢以及大脑中特定的其他区域）中出现更强有力的连接[38]。

花在以屏幕呈现的媒体上的时间越多，跟阅读有关的神
67 经网络中的功能性连接就越少。与之相反，花在传统的阅读上的时间越多，同样网络中的连接也越多。根据这两项研究的结果，赫顿团队假设，跟大部分屏幕上的媒体消费相比，学习阅读需要的信息处理过程更积极主动，尤其是在发育早期。也就是说，阅读需要前额皮质更大区域参与，也需要与跟阅读有关的网络的其余部分有更多连接。读者需要协调注意力、信息处理、形象化和想象力。专属于图书阅读的新出现的心智剧场，令大脑中的这些关键连接得以加强。接触屏幕上的媒体可不会有这样的效果。

这两项研究分别于2017年和2018年进行，研究结果首次证明，主要通过屏幕把时间更多花在媒体上的幼儿，与花在独立阅读上的时间更多的孩子比起来，大脑发育要差一些。阅读对神经元发育、情绪调节和稳定的依恋的积极贡献，通过这些发现得到了更多了解。如果屏幕使用时间——即使是互动的屏幕使用时间——确实只需要更少的神经网络付出更少的努力，那么我们可以预期，在用来看屏幕而不是看书的时间更多的、正在成熟的孩子身上，大脑中有些关键区域，包括前额皮质在内，显示出的连接将会没那么强大。

那么，电子阅读器怎么样呢？数字图书有点像是未知数。有些研究表明，只要数字图书的主要特征是支持学习而不是分散注意力的，学龄前儿童从数字图书和纸质图书上学到的内容和词汇一样多。但也有证据表明，数字图书破坏了与成年照顾者一起阅读能带来的好处[39]。

造成这种情况的主要原因有两个。一是电子书往往会让孩子更多地单独阅读，因此共读体验的时候变少了。二是跟父母互动的质量下降了。例如，在跟年幼的孩子一起读数字图书时，父母执行的交互阅读策略，比如给书中的对象贴标签，问一些关于书中人物的开放式问题，以及在图片和文字之外对故事进行评论等，这些活动都会变少。阅读电子书时，父母更经常说到的是数字设备本身，说得更多的是“按一下这儿”

“点一下那儿”之类的句子。因此，在使用电子阅读器时，孩子们可能会失去父母和照顾者的积极参与，然而他们的积极参与对学习和前额皮质的发育来说至关重要。克里斯塔基斯喜欢挂在嘴边的就是，年幼的孩子“需要的是坐在怀里而不是捧个手机”。这项研究似乎也佐证了这个观点[40]。

68

## 媒体多任务处理兴起（5 岁到 12 岁）

到了上学的年纪，家长和孩子都会更加焦虑。上学的头几年，孩子的大脑会继续成熟，与此同时，新的环境、日程、朋友和学习的需求都出现了。孩子们也会开始在他们的科技习惯上投入更多时间，给他们尚在发育中的前额皮质带来挑战。这些构成挑战的习惯之一，就是媒体多任务处理。

我们已经看到，媒体多任务处理就是会同时使用多种设备，比如一边看电视一边用智能手机看社交媒体。媒体多任务处理越来越多，征象之一就是媒体使用普遍增加了。凯撒家庭基金会 2010 年的一份报告发现，5 岁到 8 岁的美国儿童平均每天接触媒体的时间约为 3 小时，包括观看电视和在线视频、玩电脑游戏、听音乐、上网和使用社交媒体。8 岁到 12 岁的孩子这个数字几乎翻了一番。而且，使用媒体更多的往往是家境不怎么富裕的孩子。报告发现，5 岁到 8 岁的孩子，父母收入或受教育程度较高的，花在媒体上的时间明显要少很多。造成这种差异的原因可能有很多。挣钱少的父母可能会需要打好几份工，把心思放在孩子身上的时间会少一些，孩子就只能自己管自己，靠媒体打发时间。手头不怎么宽裕的父母可能也负担不起高质量的儿童看护，成为孩子会接触更多媒体的又一原因。还有一个因素可能是，教育程度和收入更低的父母对美国儿科学会指导方针了解较少，数字素养也没那么高[41]。

美国儿科学会的另一些建议同样一直被置若罔闻，其中就有关于睡前使用媒体，以及把电视开着当背景这些事情的指导方针。前面我们提到过，超过 40% 的父母报告称，他们会让电视“一直”开着或“大部分时间”都开着。2017 年，也有将近一半的父母承认，他们的孩子会在睡前 1 小时内接触媒体[42]。

这些发现表明，孩子们接触媒体的途径在飞速变化，数字设备的数量也在激增，让父母越来越跟不上孩子，也让父母无法为了保护孩子们正在发育的大脑去施加一些基本限制。2011 年，52% 的美国孩子能接触到移动媒体设备。到 2017 年，这个数字几乎翻了一番，8 岁或 8 岁以下的孩子，家里几乎全都有移动媒体设备（98%）。有了这么多设备在身边，接触媒体的时间也相应增加了。参与这项研究的斯坦福大学传播学教 69
授唐·罗伯茨说：“我们本来都以为孩子们的屏幕使用时间不

可能更长了，但结果就是还在一个劲儿地往上涨。”[43]

在接触移动媒体技术的途径发生变化的同时，使用模式也变了。用电脑做作业，移动媒体设备无处不在，人们对视频内容的兴趣越来越浓厚，游戏和社交媒体的选择也比以前任何时候都要多，所有这些因素叠加在一起，让我们看到了媒体多任务处理就这样陡然兴起。

在美国 5 岁到 9 岁的年龄组中，将近四分之一的媒体时间都是在同时使用多个屏幕。而在 8 岁到 10 岁的组别中，每天使用媒体的时间将近 5.5 小时，但接触媒体的总时间将近 8 小时，表明肯定出现了大量的媒体多任务处理的情形。这种情形通常都是一边在智能手机上玩游戏一边电视还开着，或是一边在电脑上写作业一边听音乐、查看社交媒体或其他上网能干的事。这个现象并非美国独一份：研究表明，从俄罗斯到科威特，很多国家的孩子都有大量时间是在进行媒体多任务处理[44]。

上学的头几年需要特别关注，是因为这段时间的发育特别重要。随着更持久的个性特征形成，我们身体和精神生活中的一些重要元素逐渐根深蒂固起来——不是说再也没法改变了，但是改变起来会更难。在此期间，认知、情绪和社交技能仍然在快速发展，尽管是以新的方式。社会依恋正在从照顾者和家人身上转到朋友和老师身上。此外，与饮食、体力活动和睡眠有关的习惯也开始固化。这些变化对健康的大脑和身体的影响会长久持续下去[45]。

考虑到这些变化有多么重要，再看到学界和业界的研究人员都对媒体多任务处理兴起的速度对学龄儿童的影响越来越关注，也就不会觉得奇怪了。这类研究会按照目前我们已经很熟悉的方案进行。调查人员首先会让孩子们及其父母填写问卷，调查孩子们使用媒体的习惯。随后孩子们会被分成重度媒体多任务处理者和轻度媒体多任务处理者，并被要求在受控环境下做一些标准任务。研究人员则得以测试他们在一个或多个领域的能力和技能。上述步骤完成后，研究人员便来寻找这两组人群在媒体使用方面的差异。最后的发现很是让人愁肠百结。因果关系的方向在这里同样是一个挑战。是沉迷于
重度媒体多任务处理的孩子会发展出某些影响他们技能的特 70
定认知或情绪特征，还是认知和情绪特征影响了技能，同时也让孩子更容易被媒体多任务处理吸引？

跟很多情形一样，我们可以通过对一个主题使用各种各样的方法进行大量研究并分析相应结果来解决因果关系问题。从这样的文献综述中我们发现，对于学龄儿童媒体多任务处理和获得技能的问题，最后得到的是一幅叫人无法安心的图景。还需要进行更多研究，但 2017 年有一篇文献综述的结论是：“总体上大部分证据都表明，（重度媒体多任务处理者）

相比（轻度媒体多任务处理者）而言，在一些认知领域的表现水准有所下降。”[46]

这篇文献综述指出，随着媒体多任务处理的比例越来越高，一系列心智能力和心理功能都受到了影响。5 岁到 12 岁的重度媒体多任务处理者会出现与注意缺陷多动障碍有关的缺陷，包括短期记忆和长期记忆都变差了。他们也会遭遇所谓的“过滤失败”，也就是说过滤掉无关信息的能力下降了。与此相关，他们很难长时间坚持去做某项任务，会表现出注意力无法集中的样子。要想修复这些认知技能，需要健康的前额皮质。除了认知缺陷，这篇综述研究也在表明，重度媒体多任务处理与更冲动的性格、更追求感官刺激的行为，以及社会焦虑和抑郁的发生率更高有关。

上学期间认知能力下降、情绪斗争加剧的后果可能会很严重。当然，我们也可以记住，儿童时期的问题通常都可以纠正，而且有些情况下甚至能自我纠正。但从自己的生活中我们也知道，就算只是稍微分心或有压力，也会影响我们的学习和工作的能力。

这个经验之谈也有证据支持。另一篇文献综述考察了包括媒体多任务处理在内的媒体接触对小学生、青少年和大学生的学习成绩的影响，结果很残酷。综述核查了学习成绩的衡量标准，如课程成绩、平均成绩和考试成绩，也考察了学生的学习习惯和对校本课程学习的态度。对于课堂上或学习时的媒体多任务处理这一问题，70%的研究都发现这么做对学习成绩有负面影响。影响的大小各有不同，有些多任务处理活动表现出的影响比别的活动更大。例如，一边写布置下来的家庭作 71
业一边发短信或上脸书，就危害特别大。纵观这些发现，学生成绩不好往往跟一边写作业一边上社交媒体有关；很多研究都一致得出了这个结果，表明社交媒体特别干扰学习。也许因为在线互动的诱惑实在太大，因而花在上面的时间也会很多，而这一切的根源都是社交媒体的设计者太狡猾，巧妙地劫持了我们的犒赏系统。不过也有可能是因为，跟被动地看电视、听音乐相比，社交媒体的互动性对认知过程的破坏力太大。

除了媒体多任务处理对学业影响的研究，这篇文献综述还分析了在受控实验室环境下媒体对学习成绩的影响。在这样的研究中，实验人员通常会给参与者分配一项任务去完成，但有人身边会有令他们分心的媒体设备，有人身边则没有。综述总结的多项研究都是要求学龄参与者阅读一篇适合相应年龄的标准文本，随后根据他们理解故事和回忆细节的能力给他们打分。这些研究一致表明，参与者对故事的理解和对细节的记忆，会受到令他们分心的媒体设备的影响[47]。

研究结果强烈表明，在学习活动中使用媒体会令学生由尚未成熟的前额皮质控制的执行功能和认知控制能力下降，从而对学生的学习产生巨大干扰。儿童时期执行功能减退会有什么长期影响？尽管还需要更多研究，但2011年发表的一项研究堪称里程碑，该研究关注的是自制力（范围很广泛，执行功能也包括在内），结果表明影响会很严重。研究人员发现，3岁到5岁时自制力较低的孩子，成年后在健康、财富和犯罪这三个方面的结果也都会更为负面[48]。

研究人员考察了新西兰同一座城市中同一年出生的1000多名儿童，并跟踪调查到他们成年以后（32岁）。在身体健康方面，自制力较低的孩子肥胖率更高，患牙周病、心脏病和呼吸系统疾病的风险也更高。成年后，他们更有可能出现酗酒和吸毒的问题，他们的孩子也更有可能在单亲家庭长大。小时候自制力差的人，成年后也更有可能陷入财务困境，储蓄率较低，信用卡债务较高，房地产、投资基金和退休金等金融资产也较少。最后一点是，自制力得分低的孩子，成年后也更有可
72 能触犯刑法。上述结果没有受到性别的影响，控制了注意缺陷多动障碍的存在，并且独立于儿童时期的智商和所在家庭的社会经济地位。

值得注意的是，就这么一条衡量标准——在这里就是自制力，而健康、功能正常的前额皮质对自制力来说至关重要——就能万无一失地让人预见几十年后的很多结果。有人在评论这份报告时说：“可能并没有自制力‘太高’这么回

事。”而自制力太低明显会在以后的生活中产生严重后果[49]。

在解读这些研究时，我们也需要记住，有很多因素都会影响自制力，包括育儿质量、社会关系和依恋程度、恶性生活事件、童年时疏于照管的经历以及慢性应激。此外，这些研究结果也都涉及智能手机革命之前长大的孩子，以及本书的核心内容：媒体行为的转变。但是，这些结果都在提醒我们，培养健康的前额皮质对改善未来结果有多重要，而现代媒体技术对青少年和成年人的行为以及他们的神经系统会有什么影响，我们即将了解到的一些结论也可以从这些研究中初见端倪。

## 简报：近视眼的变迁

我们使用科技的行为习惯的变迁，不但会因为前额皮质被削弱而引起注意力缺陷、难以控制情绪和其他执行功能缺陷，还会造成一些身体上的后果。其中之一就是视力变差。我们与科技的关系不断变化，也让近视成了全球性的大流行疾病。据估计，中国将近 90% 的青少年和年轻人都患有近视。2015 年的一项研究发现，韩国 19 岁的年轻男性中有 96% 被诊断为近视，美国和欧洲则有将近一半的年轻人近视，这个比例大概是 50 年前的两倍。有人估计，接下来 10 年，世界上还会有近三分之一的人受到影响[50]。

如果眼球过度拉长，导致进入眼睛的光线聚焦在视网膜前面而不是直接聚焦在视网膜上，就会出现近视。近视眼看远处的物体会很模糊，近处倒还清楚，因此得名“近视”。确诊为近视的最常见的是将近20岁的年轻人。眼球在整个发育过程中自然而然会变长，因为眼睛在生长，形状也在改变。但是，拉长并非一定会让视力变差。

73 近年来近视病例急剧增加，让科学家对长期以来关于近视成因的假设提出了质疑。以前人们一直认为，长时间近距离阅读造成的眼睛劳损，是导致远视能力减弱的原因之一。后来的理论也考虑了其他因素，比如遗传学。实际上，对双胞胎的研究表明，双胞胎近视的发生率相似，生物学家也已经发现了一些跟这种疾病有关的基因。但随后又有研究指出，近年来近视如此多发，单靠遗传并不能完全解释。肯定还有别的因素在起作用[51]。

2007年，对别的因素是什么的研究，得出了一种可能。研究人员跟踪调查了500多名视力正常的美国儿童，为期三年。他们发现，遗传是一个因素，也就是说父母近视与儿童近视有相关性，这一点符合预期。但他们也发现了另一个可能成立的原因：更长时间待在室内。研究人员发现，户外活动时间更长的孩子，近视率更低。导致近视的不是阅读，研究人员也排除了屏幕使用时间过长是直接原因的可能性。真正有关系的是待在室内，无论在室内干什么[52]。

科学家继续研究都有哪些机制能解释为什么待在室内会导致近视，不过有两个因素可能性很大。一是，身在室外会让人更多地去看远距离的物体，去适应远处的对象，时间长了有助于改变眼球的形状。二是，大家都知道身处明亮的光线下可以预防近视，而户外远比我们的家、学校和工作场所明亮得多。就算是阴天，眼睛在户外也通常能接触到 1 万流明（国际照度单位）左右，而晴天的光照能达到 10 万流明。室内照明与之形成了鲜明对比，平均只能达到 500 流明。有几项干预研究强烈表明，每天在户外待过 1 小时到 3 小时的孩子，在后来生活中患上近视的风险显著降低。

其中机制似乎跟视网膜多巴胺有关。视网膜多巴胺跟大脑中的奖励中枢里的多巴胺是一样的，不过眼睛里的多巴胺起到的作用有所不同，是会向眼睛中的特定细胞发出信号，使之从探测弱光变为探测强光。这种切换每天会发生多次，但如果长时间都待在昏暗的室内人造照明中，切换的频率就会降低。研究人员认为，白天不去多接触明亮的光线，会干扰视网膜多巴胺的释放，从而让发育中的眼球适应不良[53]。

关于近视的形成机制，以及最近近视增加这么多的原因，还需要进行更多研究。但有理由推测，数字设备不仅总让我们 74
分心走神，而且还让我们长时间待在室内，如果说待在室内的时间会造成近视，那么数字设备恐怕也正在伤害我们的视力。

的确，移动技术让我们在任何地方都可以使用屏幕，但任何地方并非肯定意味着在户外也可以。而且一般来讲，要用到屏幕这一点也会让工作和娱乐更倾向于在室内进行。鼓励孩子们每天在户外待几个小时以保护他们的视力，是合情合理的行动方案，而且还可以想到，跑一跑跳一跳，在大自然中度过一段时间，好处可不只是不会近视呢。

## 简报：肥胖、媒体和儿童

儿童肥胖在全世界范围内都是个日益严重的问题。在美国，儿童肥胖症的发生率自20世纪70年代以来增加了两倍，最近有统计数据显示，19岁以下的儿童和青少年有五分之一有肥胖症。可能导致体重增加的原因有很多，例如更多摄入高热量食物、日常生活方式改变和经济趋势等[54]。

所有研究都一致表明，与儿童体重增加有强有力关联的一个变量是高水平的媒体使用。美国一项针对10岁到15岁儿童进行的为期4年的研究表明，体重增加与看电视的时间有很大关系。长期来看，多看电视对体重增加的贡献是60%，而包括社会经济地位和能否获得有益健康的食品的机会等在内的其他因素，构成了另外40%。另一项研究考察了儿童时期媒体消费习惯对成年早期体重增加的影响。结果表明，刚成年那几年的体重增加，相当一部分原因都是儿童时期看了太多电视，表明儿童时期接触媒体的部分影响要过些年才会显现[55]。

屏幕使用时间与肥胖之间的关系似乎很有说服力，但尽管如此，谁为因谁为果的问题仍然存在。也有可能是，更容易摄入过多卡路里使体重增加的儿童也更有可能消费更多媒体。确定因果关系方向的办法之一是运用随机对照试验，也就是研究人员把参与者随机分配到暴露组和对照组再进行观察。暴露组会接受一定的干预，对照组则不会出现干预。在这之后，研究人员会尝试找出经过一段时间的积累后，结果会有什么差别。

有个随机对照试验对加利福尼亚州两所学校的三年级和四年级学生进行了为期七个月的干预。研究人员随机选择了一所学校，让教师接受培训，培训课程中的媒体减少了很多，
随后到常规教室里授课。干预措施包括设置电视时间管理员， 75
并面向父母提供媒体行为习惯改正的培训以及教育通信。另一所学校没有受到任何干预。

研究期间，受干预学校的学生接触媒体的时间明显减少，在媒体设备前摄入的卡路里数量也同样如此。他们的体重增加也明显不如对照组那么多。后来进行的一项评估还表明，干预的影响持续了两年[56]。

这些研究都很重要，理应激起我们的好奇心。为什么用来

减少媒体消费的干预措施，也能让卡路里摄入降低，让体重增加得没那么快？起初的假设指向了置换假说，这也是个显然的结论：用来看电视的时间也是久坐不动的时间，把体力活动置换掉了。然而研究人员想找到支持这个假设的证据却很费劲，因为也有研究表明，孩子们的屏幕使用时间并非肯定会置换掉他们花在体育活动上的时间。因此，科学家们也探索了其他理论。今天的主流理论是媒体会让孩子们的饮食习惯变得很不好，而这个结论也有大量证据支持。消费媒体更多的孩子也会吃下更多低质量食品，他们会摄入更多高热量零食、饮料和快餐，但吃的水果和蔬菜却比别人更少。众多研究同样表明，接触媒体越多的孩子，总体上摄入的卡路里也越多[57]。

对这个发现有很多解释都有可能成立，但其中有一种说法是，观看媒体会分散我们的注意力，让我们不会产生正常的饱腹感，也就是会让我们停止进食的那种感觉。饱腹感由消化系统和大脑之间的复杂作用引发，[58] 该理论认为，媒体消费让我们的大脑分心了，从而没有意识到我们已经饱了，而没有了正确的神经信号，我们就会继续吃下去。

也有来自实验室研究的证据表明，食品广告会促使人们边看电视边吃下有害健康的食物。有一项研究让一组 7 岁到 11 岁的孩子观看含食品广告的动画片，而另一组同龄儿童观看的动画片中去除了广告。孩子们都拿到了一碗鱼形饼干，可以边看边吃。看到了食品广告的孩子吃下的饼干比另一组孩子多45%。排除了其他变量的影响，结论似乎就是，多吃这么多完全就是看了食品营销广告的直接结果[59]。

孩子们通过多种设备接触到的媒体越来越多，面向孩子的广告也随之越来越多，识别食品广告变得越来越难，尤其是 76
在网上。例如，广告商经常会把食品代言乔装打扮一番，包含在所谓的广告游戏中，也就是直接针对儿童、旨在怂恿他们去吃广告食品的游戏[60]。从这里面我们可以学到的是，父母和照顾者不仅要注意孩子们总体上的媒体消费，也需要关注他们吃了哪些食物、吃了多少，尤其是他们在使用媒体、通信和信息技术时。

# 第五章
# 浸淫在科技中的青少年

77 青春期拥有令人难以置信的创造力和探索的欲望，因为到了十来岁，我们开始跟父母渐行渐远，越来越依赖同龄人来定义我们的自我意识。社会压力越来越大的青少年，也会开始试着融入社会。因此，人们会对青少年有这样的刻板印象：被躁动的激素左右、参与高风险活动、成为非理性判断的牺牲品，而这样的印象也并非完全没有道理。

这个发育阶段也特别神秘。从儿童时期的中段到青春期的行为变化虽然在20世纪就已经有了很好的记录，但一直到这个世纪，我们才开始了解青少年的大脑最根本的运作机制。我们了解到，青少年的大脑并非成年人大脑的有缺陷的版本或半成品，而是刚刚进入一个完全成熟之前的最后阶段，这也是一个独一无二的阶段。

这些认识要部分归功于大量精彩分析以及现代绘制大脑

图谱的工作取得的胜利。研究人员给一组年龄在 8 岁到 22 岁的 800 多名年轻人完成了一系列脑部扫描和复杂的神经认知测试，用来测量这些人的执行功能。他们发现，神经认知测试的结果随着年龄增长在稳步提高。这个结果符合预期，我们早就知道，随着大脑成熟，执行功能会不断改善。但研究人员没太想到的是，十来岁这段时间，跟执行功能改善有关的大脑变化究竟是怎么发生的。精神病学教授特德·萨特斯韦特说："我们意外地发现，结构性的大脑网络的发育改进既包括模块分离，也涉及全域整合。"[1]

这是什么意思？十来岁的大脑背后的秘密是，好像同时在
做两件看起来互相矛盾的事情：既变得越来越模块化，也变得 78
更相互连通。在一个个区域越来越专门化的同时，各个区域之间的连接也发展起来并加强了。这个发现相当值得注意，因为它展现了我们对大脑功能的总体了解是如何在时光流逝中演进的，而我们解读青少年大脑运作机制的方式，也因为这个发现而发生了极大改变。

在神经成像研究的早期，研究人员并没有着力寻找大脑不同区域之间形成的网络或连接，他们更多关注的是大脑中会对某些任务或刺激有反应的区域。杂志和报纸报道了这个令人激动的新能力，而公众和科学家也很快都被纷纷出炉的最新发现迷住了，开始知道大脑哪个部分在什么刺激下是活

跃的，因此负责控制人类的什么能力或缺陷。但批评人士指责，其中有些解读太主观了，只不过是颅相学的当代版。他们创造了“反向推理”这个术语，来描述把执行功能的能力与在脑扫描中出现的几个有统计意义的热点联系起来的趋势，而这种推理往往只是以样本量很小的研究为基础[2]。

随着研究方法和技术变得越来越复杂，对研究结果的解读也变得越来越难以拿捏。神经系统科学家开始认识到，不但大脑中部分区域的活动很重要，而且有些地方没有表现出活动很可能也很重要。大脑不同区域之间的连接也是如此。你可能会停在这儿想一想，为什么模块化和连接会被认为互相冲突，但在大自然中实际上很常见。很多有机系统随着各自在功能上越来越隔离开来、越来越专业化，也会失去彼此之间的连接。但大脑并不这样。之前人们假设，大脑大体上分成多个离散区域，各个区域都有自己的重要功能，但现在对神经网络的分析对这个假设提出了质疑。

这项针对青少年大脑进行的研究表明，事实上人类大脑能够并行不悖地发育变化出不止一种类型：既能变得越来越模块化，也可以同时越来越网络化。这项研究中发现的执行功能方面的能力变强，跟不同区域的专业化加强，以及区域之间有了更多连接都有关系——不同模块之间的某些整合通路“变厚”了。只在特定物种身上出现的这种奇妙设计，帮助了人类让自己的认知表现达到最优。

这项研究发现的网络连接涉及前额皮质，而无论什么年龄，这个网络都跟执行功能密切相关。这就清楚表明，尽管前额皮质对执行功能来说绝对很重要，但并非光靠前额皮质就
能实现执行功能。不同区域间的特定连接，也和增强由大脑中 79
的指挥来协调的认知技能有关。大脑中的很多区域都会在青春期进入成熟的最后一个阶段，因此这些连接会在此期间变得更结实。

这种组织结构上的重装令我们叹为观止，而大脑是怎么实现这个过程的呢？当然，神经和认知技能的成熟都由我们的基因决定，也都是由激素的变化驱动的。但是，尽管这个过程已经刻写在我们的生物学信息里，也并不是说环境因素就完全不起作用了。父母和照顾者的引导，以及老师、其他成年人和同龄人，都会影响青少年时期大脑图谱的变化。

发生在青春期的大规模重装跟两个基本机制有关。第一个是选择性地消除神经元，也就是所谓的神经元修剪或突触修剪。修剪会把不必要的、未有效强化的脑细胞（神经元）和这些细胞通过突触与其他脑细胞之间形成的连接去除，有一位神经系统科学家描述说，修剪过程就像是雕刻一样。去掉不需要的细胞和没用过的连接，有助于提高我们很多最高级别的认知技能。这个过程就像米开朗基罗的“大卫”从一块

大理石中浮现出来一样。在我们走向完全成熟的道路上，我们的能力在修剪中得到了磨炼[3]。

与此同时，另一个过程也在进行，就是堆积和密度增加。通过神经发生（新神经元出现）和神经可塑性（构建新网络），适应能力更强也更常用到的神经元连接得到了加强。结果就是更专门化、更成熟的大脑不同区域之间的协调得到了改善，而来自其他没什么关联的神经元的干扰也减少了，冲动控制以及更高级别的执行功能也因此得以实现。对于大脑发育过程带来的挑战，这是一种简洁优雅的演化解决方案，平衡了遗传和环境这两大力量，从而让成年人大脑获得了复杂、微妙的能力[4]。

但是，叫任何一位家长来描述一下他们十来岁的儿女，你都不太可能会听到“优雅”这个词。部分原因是，这个独一无二的成熟过程有个重要后果就是，前额皮质的发育明显要比皮质下（大脑下部）的另外两个关键区域滞后一些。这两个率先成熟的皮质下区域之一里有我们的情绪中枢，是这个地方让世界有了颜色和意义，还会标上相关信息。另一个区域也很靠近情绪中枢，是以多巴胺为基础的奖励中枢，我们的很多动机和本能都受其驱策。因此，由激素驱动、正达到鼎盛时期的情绪中枢和奖励中枢，跑到了前额皮质及其起缓和作用的影响的前面。

我们要到25岁左右前额皮质才会完全成熟，追上皮质下 80
的另外两个关键区域，真正同情绪中枢和奖励中枢产生的冲动和冒险行为分庭抗礼。十来岁的青少年为什么会既那么有创造力又经常失控，时不时地还会失去理性，就有这里面的很大一部分原因。这些区域的装配本质上是在为成长中的一段独特时期做准备，这时候的人油门太大，然而刹车不够给力。

发育期间的这个滞后现象不可避免：前额皮质进化得更复杂、更精细，完全成熟需要的时间也就比更老的皮质下区域更长。但是我们仍然需要强调，并非生物学信息就能决定一切。包括压力和恶性生活事件等在内的环境因素，可以对这个发育阶段的进程形成影响。还有一些环境因素也很重要，其中就有我们消费的媒体和我们相互交流的方式。在数字时代，这些环境因素对青少年发育中的大脑的影响明显越来越大，后果也会越来越严重。

## 新科技，青少年的新大脑和新行为

我十来岁的时候，电视是娱乐设备，手机是通信设备，电脑是生产力工具。而今天的孩子们希望每一台设备都能做到所有这些甚至更多。他们花在移动媒体、通信和信息技术设备上的时间，比人类历史上任何一代人都多。就是这样。

所有这些花在设备上的时间给十来岁的这些孩子们带来了无穷的可能性——不仅是娱乐、通信和信息，而且还有内容创作和商机。我们还记得电话挂在墙上、听筒有根线跟电话机连着的时候，而依我们这样的成年人来看，今天的年轻人在探索新的网络世界时，以及在连接的方式上，似乎没有任何限制。

这也让我们对现在的青少年产生了这样的印象：他们的多频道沟通能力和多任务处理能力极为强大。在同一台移动设备上，他们可以同时进行上网、跟朋友即时通信和玩游戏等多项任务。数字原住民能在任务和屏幕之间无缝切换，他的生活，他的同龄人的生活，都完全融入了赛博宇宙。但是，这幅图景反映的是现实吗？青少年驾驭数字世界的方式的变化，对他们的心理和大脑来说，意味着什么？

81 我们先来看一组令人瞠目的统计数据。在十来岁这段时间，人们的媒体消费会大幅增长。2019 年的一项调查发现，美国 13 岁到 19 岁的青少年，平均每天会有 7 小时以上的时间出于课业以外的目的使用媒体，而 8 岁到 12 岁的孩子每天这么做的时间也将近 5 小时（这里说的媒体包括电视、在线视频、电脑游戏、社交媒体、在线浏览和阅读，以及听音乐）。这么非同寻常的媒体消费水平之所以会成为可能，部分原因是他们随时随地都能接触到媒体。这项调查还显示，11 岁前就拥有一部智能手机的美国人超过 50%，而皮尤研究中心还有一项调查显示，有 95% 的美国青少年都能用上智能手机，而无论他们自己是否拥有一部[5]。

青少年使用媒体显然是出于多种目的。有些人是重度游戏玩家，有些人会花更多时间看视频，还有一小群人甚至会借助数字技术来阅读——在 2019 年的研究中，最后这个群体人数最少。而使用数字媒体来交流的多样性就没有那么大。数字时代改变了我们所有人的交流方式，但见证变化最为剧烈的是青少年。他们是短信和即时通信的最大用户，平均每天发送上百条信息，据估计这个量是 55 岁以上成年人的十多倍。在学校之外，十来岁的孩子们更可能用短信来交流，其他任何交流方式，包括面对面的交流，都不会成为他们的首选[6]。

青少年在数字时代的交流也高度碎片化，他们的对话不仅会通过短信进行，还会在 WhatsApp 和 Kik 这样的聊天应用中，以及像是 Live. me、YouTube 和 TikTok 这样的视频分享平台上进行。十来岁的孩子同时跟不同朋友圈子里的人展开多场对话，同时使用着多个应用和大量社交媒体，其中很多他们的父母可能听都没听说过，这样的情形并不少见。除了脸书和推特以外，在青少年中间很流行的平台随便数数就有 Instagram、Snapchat 和 Whisper 等，而几乎每天都有更多新平台上线。而且，所有这些交流都发生在他们看视频、听音乐或做作业的时候。2012年有一项研究表明，他们上网的时间里大概有一半都在进行不止一项活动。考虑到从那时候到现在又出现了多少应用程序，以及过去10年智能手机的计算能力增强了多少，现在的青少年花在多任务处理上的时间只会多不会少[7]。

所有这些屏幕使用时间以及数字交流早在将近20年前就
82 已经提出了问题，而研究人员也研究起了这些问题对青少年大脑发育的影响。研究结果往好了说也就是喜忧参半，而且经常会指向令人担心的后果。

前几章我们已经很熟悉的一个研究领域是社会依恋。在本书第一部分我们了解到，通过早期依恋类型能很好预测成年后的人际关系是否健康，而童年时期的屏幕使用时间可能会对依恋形成负面影响。因此我们有理由猜测，十来岁的孩子身上是否也会看到同样的结果。新西兰有一项研究发表于2010年，里面访谈了4000多名15岁的孩子，其中有些访谈进行于1987年，剩下的都进行于2004年。这项研究给出的结论，让我们对这个问题有了一些了解。通过观察青少年的屏幕使用时间与他们和父母及同伴的关系质量之间的相关性，研究人员评估了屏幕使用时间对依恋的影响。在这项研究中，研究人员从总体上了解了媒体消费的影响，并将1987年接受访谈的青少年与2004年的进行了比较，专门了解了更新的数字媒体消费带来的影响[8]。

在两组样本中，媒体消费水平越高，父母与青春期子女之间的依恋程度就越低。在2004年的样本中，把大量时间都花在电脑和游戏上带来的结果，跟看大量电视的结果类似。花在数字媒体上的时间更多，也与跟父母和同龄人之间的依恋程度较低相关联。而形成对比的是，在1987年和2004年的两组样本中，花在读书和写作业上的时间越多，会带来跟上面相反的结果：跟父母之间的依恋程度就会越高。

关于媒体时间对人际关系的影响，这项研究给了我们很多启示，但仍需注意，相关性并非因果关系。此外，这些访谈都是在智能手机在青少年生活中普及开来之前进行的。尽管如此，最近的研究仍在表明，数字技术的使用与心理和总体健康的问题之间存在明显关联。

新的研究也在帮助我们不断加深对数字媒体行为复杂性的理解。青少年的强迫性短信和在校表现就是很好的例子。2017年的一项研究把强迫性短信定义为无法控制的频繁发短信的行为，会对家务和家庭作业等其他任务形成干扰。如果禁止这样的青春期孩子发短信，他们会感到极为焦虑，而强迫性短信跟学习成绩下降也关系非常密切。那些能控制自己、少发短信的人，也能保持学习成绩稳定。这表明有些青少年也能对数字时代驾轻就熟，但问题在于，青少年往往并非特别擅长自

83 我控制，因为他们的前额皮质发育还不完全。而对于怎么利用年轻人的冲动和不自信，科技公司一个个的可是心知肚明[9]。

## 错失恐惧症与社交媒体拉锯战

简是个15岁的女孩子，正在跟粉刺作斗争，也在梦想着邀请哪个男伴一起参加学年末舞会。而且跟很多15岁的孩子一样，她整天都在社交媒体上跟朋友们交流，经常会一直互动到深夜。最近她注意到，学校里别的女孩子都在发她们春假期间穿着比基尼在海滩上玩的照片。看到这些照片，焦虑悄悄袭来。为什么没人邀请她？为什么她穿上泳衣也不会像她们的样子？她盯着镜子，身边放着智能手机，觉得自己没有达标。她要是能一个月不吃东西，而且开始每天锻炼，也许她也能看起来和她们一样了吧。但在饿了自己几天之后，她意识到自己不能长期禁食，而且自己真的不喜欢锻炼。她恢复了以前的习惯，直到社交媒体的提示音像海妖的歌声一样把她召唤回去，让她再次开始担心，觉得自己应该身在另外的地方，是另外的样子。

社会比较、小团体和情绪波动一直是青春期经历的一部分。身材焦虑能让人身心俱疲。但在数字媒体无处不在、随时随地都能交流的时代之前，很难知道你在什么时候错过了什么机会，抑或什么时候没能达到大家认为的标准。然而现在，加了滤镜、精心编排的青少年生活照随时随地都有人在发，绝对信息量非比往常，也很难避免去跟别人进行社会比较。接触到同龄人圈子里的行为并给出反馈只是一瞬间的事，而且这样的信息流铺天盖地、永不停息，引发了数字时代的新焦虑，比如总在害怕会错过什么，也就是错失恐惧症（FOMO）。

“错失恐惧症”一词是新瓶装旧酒，不过今天的错失恐惧症跟过去有很大不同。社交媒体时代几乎没有秘密可言。社交媒体上满是我们没有受邀列席的派对和没能一同前去的度假胜地，加剧了因社交上遭排斥而感到的焦虑。更潜在的问题是，还有以前并不存在的在线社交指标与这些交流相伴而来。每次在社交媒体上发布照片、视频和评论，得到的回应就都等于是打分：有多少个赞，有多少点击量。所有看到照片的人都知道，简没去海滩。那么多人点赞，也强化了屏幕上那些超级骨感的比基尼身材的吸引力。反馈马上就能得到，而且带着评
价和激动的情绪。这些照片很可能并非现实生活的真实写照，84
但完全不用在意：社交媒体上的照片往往经过精心编排，也可能用软件 P 过，模糊了现实和幻想之间的界限。

对简和数百万人来说，事情很快就复杂了起来。我们仍需记住，攀比并不是什么新鲜事，到了青春期跟父母分开，更多时间都是跟同龄人在一起玩耍、一起探索、一起冒险时，出现

攀比几乎是必然的。但在数字时代，很多事情都有了变化。儿科医生、青少年医学专家维克托·施特拉斯布格尔说："过去孩子们常常拿自己跟学校里的同龄人比较，或是看电视的时候一边看着《欢乐时光》* 里的方兹，一边说：'哎哟，我没有亨利·温克勒那么酷。'"可资比较的对象相对来讲不多。而现在，十来岁的孩子们随时都能登录社交媒体，并立即发现自己跟无数同龄人群体和交际名流的对比[10]。

数字时代无处不在、无时无刻不有的攀比对青少年的大脑有什么影响？用户体验研究员劳伦·舍曼此前曾与加州大学洛杉矶分校儿童数字媒体中心合作，招募了一些青少年参与者，让他们提交了多种主题的照片，为一项与社交媒体有关的脑成像研究做准备。舍曼在电脑屏幕上向这些参与者展示了 140 张照片，其中有 40 张是他们自己的，同时对他们的大脑进行扫描。研究中展示的照片包括三种类型：参与者提交的照片；"中性"照片，比如食物的照片；"危险"照片，比如抽烟喝酒的青少年，以及穿着暴露的年轻人。每张照片旁边都有一个数字，参与者被告知，这个数字表示的是他们在网上的同龄人有多少人给这张照片点赞了。但实际上，数字是由研究

---

* 《欢乐时光》（*Happy Days*）是一部美国情景喜剧，讲述了 20 世纪 50 年代中期到 60 年代中期美国中西部生活的理想化场景，剧中的方兹（Fonzie）由亨利·温克勒（Henry Winkler）扮演。——译者注

人员操纵的，其中一半的参与者在任何照片上都会看到大量人点赞，而另一半参与者在同样的照片旁边看到的点赞数量会明显少很多。研究目标是，观察被认为的受欢迎程度对青春期大脑的影响，而无论看到的是什么类型的照片。参与者还被要求，如果哪张照片他们特别喜欢，就在上面点击一下[11]。

这些孩子们在自己照片上或来自虚构的社交网络中的同龄人的照片上看到大量人点赞时，大脑中被激活的奖励中枢与我们吃巧克力、喝酒时激活的奖励中枢是一样的。他们的行为也同样受到了照片旁边展示的点赞数量的强烈影响。如果点赞数很高，那么无论照片是什么类型，他们都更有可能去点击那张照片。有意思的是，他们看到危险行为的照片时，与认 85
知控制相关的区域（包括前额皮质）表现出来的活动水平低于看到中性照片时。

结论是什么？就是在照片旁边放上一个数字，就能影响青少年弱不禁风的大脑。此外，看到危险行为的照片有大量的人点赞，似乎既增加了大脑中与奖励有关的区域的活动，同时也减少了冲动控制相关区域的活动——正是年轻人脑子里非常适合产生的大脑活动模式。有人问到这个发现时，舍曼表示，网络上的点赞代表着一种新的同辈压力。“过去，十来岁的孩子会对周围每个人的反应做出自己的判断，说到喜欢与否，不会有含糊不清的地方。”[12]

另一些研究一致认为，青少年正在感受在数字时代成长起来的后果。2016年的一项调查显示，50%的青少年感到对自己的设备“上瘾”，还有24%的人说自己几乎一刻都离不开手机。在2018年的一项调查中，13岁到17岁的孩子有80%以上报告称，社交媒体让他们觉得跟朋友们的联系更紧密了，但也有45%的人说，觉得被社交媒体上的狗血事件压得喘不过气来，还有超过40%的人为只能在网上为自己塑造积极的人设感到有压力[13]。

还有一些研究指出，青少年在网络上的互动类型也很重要。比如有一项针对高中生的研究表明，上网与“优质”的朋友交流并加强联系，对青春期的身份认同有积极作用。但是，他们也面临着发布并不能反映他们内心真实想法的照片和评论，以及跟“劣质”的朋友一起参与网络霸凌的压力。这项研究发现，这些行为对青少年的自我意识有负面影响。2018年一项对美国青少年的跟进研究发现，社交媒体既有可能促进亲密和肯定的情绪，也同样有可能驱动疏离、痛苦和嫉妒的情绪，结果就是论文作者们所谓的情绪拉锯战[14]。

诚然是情绪拉锯战。青春期控制冲动的能力较弱，情绪中枢和奖励中枢则已经全力开动，这中间的发育落差让青春期特别容易受到外部事件、社会比较和危险行为的影响，而由于移动媒体、通信和信息技术无处不在，这些影响因子也随之被

放大了。青少年大脑里的各个中枢和神经网络还在发育当中，
需要特殊帮助来驾驭社交媒体带来的波动，才能避免最坏的
结果。而时光流逝中若有正确指导，前额皮质及其与大脑其他 86
区域的连接就会成熟起来，让成年人生存和发展所需的大量
执行功能都得以实现。但一直到大脑完全成熟之前，青少年在
数字时代面临的风险都非常大。

## 媒体多任务处理甚至更多了

不难设想这样一个场景：有个 15 岁的小姑娘在自己房间里写作业，她躺在床上，打开了一本教科书在学习，还戴着耳机，手里拿着智能手机。毫无疑问，她正跟朋友们在多个社交媒体频道上互动，也轻而易举就能在一边尝试专注于学习的间歇，一边在三四个不同的对话中查看或回复一下。她爸妈偶尔会来看看，并让自己相信她正在学习，因为她看起来那么投入。这就是典型的多渠道、多任务处理的青少年形象，她会一边上网，一边在线交流，同时还在轻轻松松地玩着游戏，写着作业。

媒体多任务处理已经成为太常见的习惯了，以至于我们无论什么年龄，都很少有人会意识到自己有多频繁地也在这么做。然而，这个习惯值得关注。我们已经看到，媒体多任务

处理对年幼孩子的认知技能和学习成绩都会产生相当大的影响。对青少年来说也同样如此。研究生当中，会在学习过程中或上课期间查看脸书、发短信，或有条件这么做的人，更有可能得分较低[15]。

有强有力的证据表明，这个高危群体中青少年的数量正在上升。其中有些证据来自传播学者唐·罗伯茨，在 20 世纪 80 年代，他对媒体中描述的暴力及其对儿童的影响进行了重要研究。不过，罗伯茨本身并不反对年轻人接触媒体。他指出，有好奇心也有自我意识的青春期孩子，可以从在网上私下获取的健康信息和性知识中获益。他也认为，媒体让今天的孩子们更能接受文化差异，也帮助了社恐星人和被孤立的孩子建立有意义的社会关系。但他也很担心，媒体多任务处理越来越多，可能会带来风险[16]。

罗伯茨就这个主题与其他人合作完成了两项大型研究，参与其中的 8 岁到 18 岁学生有 2000 多名。发表于 2005 年的第一项研究清楚表明，青少年媒体多任务处理的现象方兴未艾。罗伯茨和同事们发现，孩子们每天接触媒体的时间为 6.5 小时，但在此期间，他们的媒体使用时间是 8.5 小时。也就是说，孩子们每天同时使用多种媒体设备的时间超过四分之一。在该研究中，三分之一的孩子报告称，他们“大部分时间”
87 都在使用多种设备。更重要的是，那些一般来讲消费媒体更多的人，也更有可能是媒体多任务处理者[17]。

5 年后发表的第二项研究发现，七到十二年级的学生媒体接触显著增加，部分原因是媒体多任务处理的比例几乎翻了一番。到 2010 年，十来岁的孩子们在每天 8 小时的媒体接触时间里使用了将近 11 小时的媒体。前一份研究总结道："很明显，媒体多任务处理是一种日渐增长的现象，可能会很重要。"而罗伯茨后来进行的研究发现，这个结论很有先见之明。最近的研究结果也强调了这一点。有一项 2017 年的研究显示，大部分青少年都报告称自己会在做作业时使用媒体：50%的人表示会使用社交媒体，51%的人会看电视，60%的人会发短信，而听音乐的人更是高达 76%[18]。

数十年来对多种类型的多任务处理（有时候也会称之为双重任务处理）的研究表明，如果同时执行不止一项任务，人们的效率会降低。实际上，关于多任务处理的研究一致表明工作效率会下降，原因是信息处理的速度和准确度都下降了[19]。我们的大脑是有极限的，而达到这个极限时，我们并没有储备可以动用。如果你想完成更多工作，但又无法提高限制来满足需求，那么会出现什么情况？就是事倍功半。

## 忙于媒体多任务处理的大脑

要说我们的多任务处理，尤其是青少年的多任务处理为什么会表现那么差，背后是有怎样的大脑运作机制，有两种相持不下的理论。这两种理论都涉及前额皮质，但凡是关心青少年的人，或者是他们的教育者，都应该因此警醒。前面我们曾说到，青少年的前额皮质在发育上处于劣势，落后于大脑的情绪中枢和奖励中枢，而这也是青少年有媒体多任务处理的强烈倾向并因此分心的原因之一。媒体多任务处理对青少年来说尤其有害，因为在错误的发育阶段亦步亦趋拼命追赶情绪中枢和奖励中枢的前额皮质，在媒体多任务处理中得到了进一步强化。

关于我们进行媒体多任务处理时为什么总是会失败这个问题，两种理论都跟信息管理有关，这是执行功能的一个重要方面。前额皮质会根据需要，从大脑中各个地方调用不同资源，来帮助我们整理和引导我们对各种各样的流入信息的关注，这也是为什么对认知来说，大脑不同区域之间的连接和各
88 区域的专门化同样重要。这项工作讲究精确：前额皮质在正确的时刻调用正确的大脑资源，用来处理毫秒之差都会谬以千里的任务。尚未完全发育的前额皮质，加上大脑网络之间尚未

成熟的连接，有时就连只有一项任务要处理时都难以把分心之事过滤出去让注意力集中，而青少年的大脑在尝试管理因多任务处理而产生的相互冲突的信息流时，效率还会更低。

关于大脑为什么总是无法同时成功执行一项以上的任务，我们说过有两种理论。要理解这两种相持不下的理论，我们需要回到这个比喻中：前额皮质就是乐团指挥，指挥着我们大脑中神经活动的交响乐。按其中一种理论的说法，为了应付同时执行多项任务带来的额外工作量，前额皮质会试图调用大脑中的其他区域。设想一下，乐团指挥想要让一支管弦乐队同时演奏两份相互冲突的乐谱。如果这两份乐谱都需要弦乐部分，第一种理论认为，那么乐团指挥就会调用另一组乐器来代替，比如原本会闲置的管乐部分，让他们来接手这个部分。但管乐部分并不是为演奏弦乐准备的，因此奏出来的音乐会少了几分韵味。也许和声没和好是因为管乐和弦乐的音高范围不同，要不就是拍子没踩对。尽管如此，管乐还是能演奏大部分音符，有些音乐家还能一边演奏一边变调。水平差点的指挥可能会吩咐打击乐手出来尝试一下。无论采取哪种办法，最后我们都还是能勉强完成这两份乐谱，只是音乐变糟糕了。

关于多任务处理如何让大脑不堪重负的第二种理论认为，我们不会征用别的大脑区域来补充，也做不到这一点。前额皮质只会努力对负责执行手头上这些任务的大脑区域提高要求。

这就造成了一个瓶颈，如果任务所需超过特定大脑区域满足需求的能力，速度和准确度就都会下降。把这个理论套进乐队指挥的比喻的话就是，指挥要求弦乐部分同时演奏两份乐谱。他们笨手笨脚地尝试了一番，同时指挥也在努力打出互相冲突的信号。音乐听起来没那么悦耳，但并不是因为演奏这部分的音乐家找错了，实际上弦乐部分会尽最大努力来把两部分都处理好，但越是努力，越是收效甚微。大师失去了魔力。这两部分听起来都比一个接一个单独演奏的时候糟糕。

芬兰心理学家莫娜·莫伊萨拉一工作起来就废寝忘食，她想确认关于多任务处理的这两种理论究竟哪种是对的，于
89 是说干就干。莫伊萨拉专门研究青春期发育和科技对大脑的影响。她热衷于帮助我们这个世界去了解大脑功能，因为跟媒体有关。她和同事们尝试用脑成像技术来检验这两种理论，而他们发表于 2016 年的研究结果确凿无疑地表明，瓶颈理论才是对的。

研究分两部分，第一部分关注的是成年人，第二部分则有青少年参与。在第一部分中，莫伊萨拉团队找来一些成年人，让他们躺在大脑扫描仪中，阅读或听取成立的句子（“比萨太烫了，没法吃”）或不成立的句子（“比萨太烫了，没法唱”）。参与者的任务是正确识别出不成立的句子。呈现在参与者面前的任务有难度不一的三个版本。最简单的是一次只

出现一个句子，有时是念出来的，有时是写出来的。难一些的也是一次只出现一个句子，但会有背景音乐等让人分心的东西同时出现。而最难的是同时以写出来和念出来的方式出现成立的和不成立的句子。如此设计这项研究，是为了让莫伊萨拉团队能同时测试书面（视觉）任务和口头（听觉）任务，大脑不同部分的活动都会因应需求而增加。

跟以前的研究一致，这项研究最后也表明，信息处理的准确度（这里就是能不能正确识别不成立的句子）会随着分心程度加深和任务需求增加而下降。这项研究再次证实，我们越是分心，我们的效率就越低。但因为用了脑成像技术，莫伊萨拉团队也带来了一些新见解。脑成像清楚表明，分走注意力的任务并没有让我们预计会活跃的大脑区域之外的地方活跃起来，也就是说，参与者并没有征用大脑其他区域来应对任务需求增加。实际上，脑扫描显示，与任务有关的区域，也就是用来完成书面任务的视觉皮质和用来完成口头任务的听觉皮质，活动增加了。脑扫描同时显示，大脑中对协调执行功能来说至关重要的区域活动也增加了，也就是内侧和外侧前额皮层，而分别执行前面的任务且没有分心之事时，这些区域也是活跃的。

需要我们注意的是，随着任务难度增加，准确度下降，大脑中这些区域的活动却增加了。这就表明在任务需求增加、表

现下降时，执行功能会受到某种干扰或瓶颈的制约。就好像前额皮质为了满足因为同时执行两项任务而增加了的需求而紧
90 张起来，但是也达到了能力极限，一旦超过这个极限，大脑就无法像没有分心之事时完成单个任务那样又快又好地完成任务。乐团指挥正拼尽全力，让弦乐部分同时演奏两份乐谱！

这项研究的第一部分关注的是有分心之事、多任务处理这种条件下的语言处理过程，但媒体多任务处理会怎么样呢？有些人认为，在一个媒体多任务处理的世界中长大，应该会让所谓的数字原住民表现得更好一些。考虑到大脑对很多环境条件都能适应，也能因应这些条件重装自身，我们也许可以合理推测，多年多任务处理的经验可能会造就一代多任务处理的超级小能手。莫伊萨拉和同事们决定用这项研究的第二部分找出答案。

这一次，研究人员重做了这项研究的第一部分，但样本更大了，把青少年也包括了进来，让他们报告自己每天有多少时间用于媒体多任务处理。跟其他研究一样，这一部分也把参与者分成了重度和轻度媒体多任务处理者两组。结果表明，媒体多任务处理的程度越高，在有分心之事的任务上就表现越差，前额皮质的活动也越多：重度媒体多任务处理者工作更努力，但得到的结果却更糟糕。在分走注意力的任务，也就是最难的那一组任务中，两组参与者的表现没有差异，无论媒体多任务

处理的程度如何，参与者的表现都会下降。因此，把青春期的无数个小时都花在媒体多任务处理上，不会带来什么显而易见的好处。作者得出的结论是，重度多任务处理者更容易分心，也不怎么会在多媒体任务中表现更好。研究结果证实，媒体多任务处理只是白白牺牲表现水平，不会带来任何好处[20]。

年轻人尤其会经常进行媒体多任务处理，但他们不会从中得到任何有用的技能，反倒是其他方面会受到不少影响。但是，可别告诉他们。很多研究都一致表明，年轻人在同时处理多项任务时，对自己的工作效率会自我感觉极为良好。经常这么做的年轻人——甭管是媒体多任务处理还是别的多项任务——会认为自己在多任务处理上非常高效。不管怎么说，他们干完的事确实多了，对吧[21]？

还真不是。我们同时进行多项任务的时候，干完的事情并没有变多。我们只是下了更大力气，让我们大脑中的那些区域变得更紧张。这种在努力的感觉，一定程度上解释了我们为什么会搞多任务处理那一套。从神经成像中我们可以看到，前额皮质——十来岁孩子的大脑中，就算是万事俱备，前额皮质都还得亦步亦趋拼命追赶情绪中枢和奖励中枢——在我们进行多任务处理时需要加倍努力，因为信息流导致了处理瓶颈。多任务处理也会让整个大脑都加倍努力，因为视觉任务会给视 91
觉系统加码，而听觉皮质则会感受到来自口头任务的压力。一边读书一边听音乐，你的大脑会比只做其中一项时更活跃。当然，大脑活动增加我们自己是意识不到的。但这时，我们的主观体验跟大脑中的真实情形倒正好对上：感觉我们在加倍努力工作，因为我们确实如此。

我们在加倍努力工作，因而也完成了更多工作的想法，是我们的大脑在自欺欺人。在无意识的层面上，有两种不同的作用可能都是这场认知骗局的一部分，都与有荣焉。第一种是，跟任务需求有关的大脑活动增加了，这部分便给大脑其余部分发了个信号，说："瞧，我正加倍努力地进行多任务处理呢。"这个信号触发了相关记忆，这部分记忆理直气壮地说："我工作更努力的话，往往就能得到更好的结果。"结论是什么呢？"我一定会得到更好的结果！"另一种作用是，多任务处理激活了大脑皮层中的更多区域和更多功能网络，也调用了大量神经网络，我们主观体验到的就是这种情形。在多任务处理时，我们的注意力也许被分散了，但至少没觉得无聊。这就是多任务处理隐蔽的本质，尤其是媒体多任务处理，往往同时涉及听觉和视觉。我们认为自己正越来越有效率，因为我们感觉更活跃，而这种感觉又会让多任务处理进一步加剧。但实际上，我们的感觉给了我们一种破坏性的错觉，未来会给我们的心理健康带来巨大恶果。

## 心理健康的巨大恶果

2017 年，圣地亚哥州立大学心理学教授琼·特文格在《大西洋月刊》上发表了一篇文章，提出了一个引起热议的问题，文章标题便是《智能手机毁了一代人吗?》。特文格认为，移动媒体、通信和信息技术彻底改变了青少年的行为习惯和心理健康。她研究了一直上溯到 20 世纪 30 年代的美国人群体，发现随着时光流逝，他们“不但在程度上，而且在性质上”都发生了相当大的变化。但我们并不需要上溯一个世纪就能知道，最新科技促成了剧变。仅仅在一代人身上，就能很明显地看到这一点。

特文格指出，千禧一代和 Z 世代[*]的世界观、行为习惯和对科技的态度都有重大差异。千禧一代伴随着互联网长大，而互联网也显然改变了他们看世界的方式，但即便如此，互联网之于他们也不像对 Z 世代的青少年来说那样，一直存在于他们的生活中。特文格写道，Z 世代青少年的经历“跟不过比他 92
们早几年成年的那一代人就已经完全不一样了”。特文格称，

* “千禧一代”也叫“Y 世代”，一般指 20 世纪 80 年代初到 90 年代末之间出生的人；“Z 世代”则一般指 20 世纪 90 年代中后期到 2010 年前后出生的人。——译者注

Z世代的青少年待在室内玩手机比待在户外舒坦。2015年的高三学生，走出家门的时候比2009年的八年级学生要少。独立自主的诱惑促使前几代人出去拿驾照，在家以外的地方消磨时光，然而现在这种动力似乎已经被跟朋友在网上瞎聊瞎逛的心理驱动力取代。年轻人不需要走出家门就能跟朋友们建立社交联系，他们只需要抓起智能手机，躲进自己的房间里。

世界观和行为习惯的这些变化，带来的有些结果值得我们额手称庆。特文格指出，在美国，最近一代十来岁的毛孩子吸毒的情况比前几代都少，意外怀孕也更少，2016年，青少年生孩子的比例相比1991年的最高点下降了67%，降幅惊人；青少年开车也少了，需要坐车的时候，他们有更多人让父母开车送自己，或是使用优步、Lyft等叫车服务。结果就是，从数据统计来看，青少年的道路安全性显著提高了。

但是，今天的青少年也需要为他们的生活方式付出沉重代价，尤其是在心理健康方面。特文格把科技环境和青少年的抑郁直接关联了起来。她写道："有很让人信服的证据表明，我们交到小孩子手上的设备会对他们的生活产生深远影响，而且会让他们很不开心。"[22]

科技对青少年抑郁的贡献的重要证据来自"监测未来调查"，这是美国国立卫生研究院资助的一项大型研究，持续了很多年。从 1975 年开始，调查人员每年都会询问美国高中生一系列与他们健康和行为习惯有关的问题。调查内容在时间推移中范围会扩大，会把最新的跟科技有关的行为习惯都包括进去，但不变的内容是青少年的幸福感和其他行为，比如他们的空闲时间都怎么度过。因此，这个调查项目提供了大量可资比较的信息，可以帮助我们梳理出过去几十年青少年的生活发生了什么变化。

最近的一些研究发现，尽管现在的青少年比以前的青少年待在家里的时间更多，他们跟家人在一起的时间却变少了。跟朋友面对面交流的时间也变少了，倒是用智能手机和社交媒体跟同龄人交流的时间变多了。多年来的数据一致显示，花在屏幕上的时间超过平均水平的青少年更有可能觉得不开心，
上述结果也验证了这些数据。反过来也一样：把更多时间都花 93
在看书等非屏幕活动上的人，更有可能说他们很快乐。用特文格的话来说就是：“要是你想以这项调查为基础，对怎么度过一个快乐的青春期提出建议，最直截了当的就是：放下手机，关掉电脑，去做点啥——任何事情都行，只要不会用到屏幕。”[23]

对于这些研究结果是否能经受时间检验我们应该充满信心，因为在这么长的时间里结果都这么一致，而且在另外一些社交媒体和智能手机普及率较高的国家也发现了类似的结果，表明我们看到的结论并非由美国社会独有的另外一些因素导

致。例如，2017 年英国有一项针对 10 万余名 15 岁学生的研究，结果按照已经证实的指标来看，发现屏幕使用水平上升与心理健康水平下降是有关联的。这项研究为关于屏幕时间的争论增添了很有价值的细节，因为研究人员还发现，中低水平的屏幕时间对心理健康也许能起到积极作用。这表明媒体和身心健康之间的关系很复杂，就好像另外有些行为也是如此，比如说饮酒就是小酌怡情，大醉伤身[24]。

这种大规模调查有助于让我们对青少年时期的格式塔形成概念——青少年是否对自己的生活感觉良好，以及快乐的孩子盯着数字屏幕的时间是不是往往会更多一些或更少一些。但这些调查并没有提到抑郁症以及其他临床上很重要的精神疾病。我们知道，青少年精神疾病的发病率确实正在上升。2016 年发表的一项研究评估了 2005 年到 2014 年从超过 17 万名青少年身上得到的数据，结果表明严重抑郁发作的发生率增加了将近 30%。增幅在女孩子当中最高，大家也都知道，她们在青春期患上抑郁症的风险更大。美国卫生与公众服务部报告称，2015 年，将近五分之一的青春期女孩至少经历过一次严重抑郁症。2018 年，世界卫生组织对 1.4 万名青少年的分析显示，在 8 个工业化国家，超过三分之一的一年级大学生报告有可诊断为心理健康障碍的症状。2019 年也有一项研究显示，美国 13 岁到 18 岁青少年尝试服药过量自杀的比例相比 10 年前翻了一番，真是可悲可叹[25]。

综合分析表明，屏幕使用时间与抑郁症及其他精神疾病的发病率增加有一定关系。一些干预研究也佐证了这一发现，帮助我们得出了媒体接触与身心健康恶化之间的因果关系。其中一项研究由宾夕法尼亚大学的研究人员进行，他们评估 94
了接触社交媒体的时间减少是否会影响情绪。研究人员招募了 143 名本科生，评估了他们的基准情绪和身心状况。随后这些学生被随机分成两组，第一组参与者被要求在为期三周的研究期间，把使用脸书、Snapchat 和 Instagram 等社交媒体的时间限制在每天 10 分钟以内，而第二组只需要保持他们通常使用社交媒体的习惯就行。为消除自我报告偏误，确保准确评估，研究人员使用了让他们能够监测参与者的社交媒体应用程序使用情况的技术[26]。

这项研究最后得出，跟继续像往常一样使用社交媒体的对照组相比，限制社交媒体使用时间的干预组，抑郁情绪和自称很孤单的比例都明显较低。心理健康的改善在研究开始时更抑郁的参与者身上尤其明显。该研究的其中一位作者觉得这里面颇有讽刺意味，就是使用社交媒体越少，反而越不会觉得孤单。这位作者推测：“如果没有忙着在社交媒体上狂点鼠标停不下来，实际上你反而会把更多时间花在那些更有可能让你对生活感觉更好的事情上。”[27]

抑郁症增加会带来很多风险，包括效率下降和社交孤立。最严重的后果是自杀。自杀的风险因素之一是自我伤害行为，包括皮肤表面割伤和烧伤，尽管可能不会导致死亡，但这样的人往往未来企图真正自杀的风险更高。至于说这些与自杀有关的行为究竟增加了多少当然还需要更多数据，但加利福尼亚州最大的学区有一份报告指出，2015 年该学区发生了 5000 多起自杀伤害行为，与不过是几年前的 255 起形成了鲜明对比，多了将近 20 倍[28]。

心理健康专家也越来越担心，青春期抑郁症往往更难诊断出来，因为他们表现出来的症状有时不像成年人的症状那么常见，那么明显，可能只是表现为睡眠增加、易怒等。因此，我们可能会低估心理健康问题的发生率，以及时代变化对这些问题的真正影响。然而很不幸，尽管抑郁症等心理健康问题的发生率在青春期增加了，临床护理和治疗却并没有相应跟上。实际上，大部分治疗手段仍然只适合成年人，这让有这个需求的父母和十来岁孩子感到灰心。

95 屏幕使用时间本身可能并非让青少年感到孤单和出现抑郁问题的唯一原因，他们在屏幕上看到的是什么内容也同样重要。专栏作家弗兰克·布鲁尼在《纽约时报》撰文指出，这个社会在拼尽全力鼓动“今天精疲力竭的超级小孩”努力奋斗。早在智能手机和社交媒体时代到来以前，很多鸡娃父母就已经在让孩子参加大量课外活动和大学预修课程，让他们疲于奔命，好让他们能上最好的大学。而现在，同龄人在社交媒体上大张旗鼓地宣传自己取得的成功，精心展示他们看起来很完美的生活，将已经严重内卷的文化推向了新的高度，也加大了这种压力[29]。

结果就是，青少年越来越能体会到过去很大程度上属于成年人的一种现象：慢性应激。除了要跟抑郁症作斗争，今天这些十来岁的孩子还要面对时间表过满、被过度激励和睡眠不足的问题，他们表现得比以往任何时候都更焦虑。“全美儿童健康调查”的数据显示，2007 年到 2012 年，6 岁到 17 岁儿童被诊断为焦虑症的比例上升了 20%。而根据 2015 年《高等教育纪事报》的一份报告，青少年进入大学后，心理健康障碍的就诊越来越普遍。这份报告覆盖的时期与全美儿童健康调查差不多一样，报告显示在此期间，为本科生提供心理健康咨询的需求上升了将近 50%。就诊率较高可能有部分原因在于，学生不再觉得就心理问题请求援助是可耻的，而且儿童时期对心理疾病的治疗也增加了，这也就意味着带着心理健康问题上大学的学生越来越多。但之所以会被诊断为心理健康问题也是有原因的，毫无疑问，就情绪管理来说，接近成年的孩子们正处于困难时期[30]。

但这并不是说，由社交媒体驱动的社会比较行为、面对面互动减少、Instagram 带来的身材压力，以及媒体多任务处理的致命诱惑，就构成了十岁左右到二十岁出头的青少年心理健康问题日益加剧的全部原因。当然，施行高压政策的学校老师、社会和经济劣势带来的压力，以及各种各样的全球危机也都是部分原因。但既然我们对青春期大脑发育已经有了这么多了解，我们完全有理由担心，过度使用智能手机和其他媒体技术，是青少年心理健康问题大量记录在案的重要原因。

十几岁的孩子大脑中的情绪中枢和奖励中枢比受前额皮质管理的调节机制成熟得早，这时候的人是最脆弱的，而社交媒体简直就是为了在这时候榨干他们而量身定做的。而且青
96 春期的时候，我们非常容易就会陷入媒体多任务处理的泥潭不能自拔，因为这时候的我们最喜欢攀比，而且冲动控制能力很差。跟我们在成年人身上看到的一样，前额皮质与专注于奖励和情绪的皮质下区域之间的连接同精神疾病关系密切，而对于在对发育来说最关键的这几年中过多接触移动媒体、通信和信息技术会造成什么伤害，其中机制我们已经认识得越来越清楚了。与此同时，干预研究和调查，包括脸书等社交媒体巨头进行的一些调查，都在有力地证明社交媒体与青少年的抑郁症和焦虑症之间存在因果关系。因果关系总是很难证明，但证据在数量上占优仍然很说明问题。

## 简报：失眠

青少年使用科技媒体越来越多的最重要后果之一，是他们的睡眠不足，需要更多睡眠。有一项研究综述涵盖了从1991年到2012年的20多万名美国八年级、十年级和十二年级学生，结果发现报告睡眠不足的青少年数量出现了令人担忧的增长。研究发现，2012年约有55%的青春期学生报告称每晚睡眠不足7小时，而青春期所有年龄段报告称自己睡眠充足的人都在减少。青少年睡眠不足的问题似乎是全球性的，德国、印度和中国台湾部分地区的研究结果都表明，这些地方的高中生平均睡眠时间不到8小时。2014年的一项研究显示，韩国青少年似乎尤其缺乏睡眠，他们平均每天的睡眠时间连5小时都不到[31]。

青少年睡眠时间越来越少的原因之一，是他们晚上会把很多时间花在媒体上。对美国12岁到18岁青少年的调查发现，他们当中会在晚上9点以后使用电子设备的超过80%，而活动通常不止一项，会包括看电视，使用电脑、智能手机和平板电脑，以及用游戏机打电子游戏。几乎所有研究都表明，睡前看电视、玩电脑，跟入睡时间较晚、入睡困难、睡眠总时长较短、周末睡懒觉以及白天犯困有关。文献综述显示，1999年到2014年发表的相关研究中，有90%都发现屏幕使用时间
与睡眠问题之间存在显著的相关性，屏幕使用时间越长，他们 97

就会越晚睡，睡眠时间也会减少[32]。

青少年比他们弟弟妹妹睡得晚太正常了。十来岁正是睡觉会越来越晚的发育阶段，科学家将原因描述为睡眠压力减少：随着我们越来越成熟，我们不断变化的生物特征也让自然入睡变得越来越难了。但是，屏幕又让入睡变得难上加难。数字设备发出的光线以短波长的蓝光为主，给大脑发出仍然是白天的信号，进一步减轻了睡眠压力。临睡前使用媒体，无论是看电视、发消息、打游戏还是上社交媒体，这些行为无一例外，都会在生理上唤醒身体，刚好在最不应该的时间进一步刺激了用户[33]。

研究证明，这样在青少年身上造成的结果就是一个恶性循环。随着睡眠压力减少、媒体使用增加，孩子们夜里会熬得越来越晚。而晚上越是睡得晚，早上也就越是起不来。于是人们白天用含咖啡因的能量饮料和处方兴奋剂来让自己保持清醒，而这样到了晚上，睡眠压力又会进一步减少。然后孩子们就只能通过周末多睡懒觉来补觉，进一步打乱他们的睡眠生物钟，而身体里产生的能促进自然睡眠的激素褪黑素也减少了[34]。

使用兴奋剂，以及因为在深夜使用现代媒体而扰乱睡眠，这些不仅会减少睡眠时间，而且也会令深度睡眠或快速眼动睡眠（REM）时间减少，影响睡眠质量，而快速眼动睡眠对学习和记忆形成至关重要。研究表明，由前额皮质管理的级别较高的执行功能特别容易因为睡眠被扰乱而受到影响，而青春期又是前额皮质发育的关键时期。这些因素，也为青少年未来在学习、调节情绪和生物钟方面的问题埋下了隐患[35]。

充足的睡眠对身体功能和大脑健康来说至关重要。美国睡眠基金会建议青少年每天睡 8 小时到 10 小时。年轻人睡眠减少，与车祸发生率和药物滥用增加、学习成绩下降、肥胖和心理健康问题增多都有关系。我们面对的风险相当大：2011 年有一项研究表明，青少年晚上睡眠不足 8 小时，尝试自杀的风险会增加近三倍之多[36]。

研究人员同样发现，父母设定的就寝时间越早，患上抑郁症和产生自杀念头的可能性就越低。也就是说，青春期父母干 98
预可以降低出现心理健康问题的风险，同时也有助于其未来更加成功，并养成终身受益的睡眠习惯。父母和儿科医生务必留意和监督的不只是兴奋剂的摄入（青少年吸毒一直以来都是个让人头疼的问题），还有深夜使用媒体的问题。美国儿科学会建议，睡前一小时不要接触任何屏幕。然而这个时代，孩子们自己的房间里就有屏幕，而且往往不止一个，要遵守这个建议可不容易。但是，现在可能没有比这更重要的干预了[37]。

## 简报：看色情片的大脑

近年来，一直有青年男子因为以前对他们这个年龄段来说很不寻常的一个问题前往诊所就诊：性生活困难。具体来讲，这些男子主诉，他们在性生活过程中无法勃起或无法长时间勃起，再或者就是有举而不坚的问题，而不寻常之处是他们的年龄。三四十岁的中年男性会出现勃起功能障碍（ED）的问题，而这个问题到了50岁以上的人身上更为普遍。这些青年男子还有一个共同点：他们的问题始于长时间在线观看色情片。医生告诉患者别再上网看色情片了，谨遵医嘱的人大部分都在随后一两个月内恢复了性功能，我们可以称之为性“重启”。

随着时间推移，这个问题已经蔓延到更年轻的男性身上。20多岁的男子和青春期后期的男孩上网看色情片看得停不下来，他们也开始出现在医生的办公室里，说自己有勃起功能障碍的问题。实际上，跟他们三四十岁的前辈比起来，这些年轻人的情形甚至更糟。他们要花更长时间才能恢复性功能，平均是三四十岁的人的两倍。这个问题已经显著增长，据估计，40岁以下男性的勃起功能障碍发生率，已经从2002年的不到2%，上升到了2011年的14%到28%之间[38]。

青年男子和男孩子们的睾丸激素水平更高，血管更健康，上网看色情片的历史通常也更短，然而为什么他们需要更长时间才能恢复？这里需要考虑代际变迁。年纪大一些的男性在高速互联网普及之前就已经成年，他们在成长过程中只能在纸质杂志上看静态的色情图片，而就连这样的杂志也很难搞到手。他们只能运用自己的想象力去幻想。等到他们能有现实生活中的性行为时，他们的体验会变得更加丰富，并通过亲密的 99
面对面互动、身体接触以及与伴侣共同创造性爱的快乐而得到进一步发展。

而现在的青年男子就不一样了，他们通过高速互联网访问色情内容，看到的通常都是基于屏幕、按剧本拍摄、专业制作的性交视频，其中描述的场景往往超出了现实生活中正常的性行为。所有这些都现成得很，而且独自一人就能体验。到这些年轻人在现实生活中有了性伴侣时，他们的期待和幻想都无法实现，因而导致了性功能障碍。现在我们称之为色情片引起的勃起功能障碍。

这是青春期大脑独特的可塑性、快速发育、适应能力极强但又发育不平衡带来的另一个后果。在线观看色情视频对青少年在神经生物学方面造成的影响，跟社交媒体上的点赞其实是一样的。看色情片不但会触发奖励中枢，也会促使前额皮质失去性趣[39]。

这是怎么回事呢？答案就在成瘾的机制中。跟会让人成瘾的药物一样，我们接触的在线色情片越多，这些内容带给我们的满足感就越低。大脑中的犒赏系统有一套耐受性的机制，因此需要比过去更多的刺激才能达到以前更容易获得的同样效果。而如果缺乏刺激，就会出现渴望。耐受性和渴望激发了动机中枢，促使我们一次又一次地寻求更多在线体验，而我们的行为习惯也进一步改变了。专注和期待跟奖励有关，由奖励中枢的多巴胺神经元介导，多巴胺推动了成瘾，也压制了前额皮质踩刹车的能力——青春期大脑中特别容易出现这种情形。对患有网络色情引起的勃起功能障碍的男性的脑成像研究清楚表明，大脑和行为的变化跟其他成瘾行为是一样的[40]。

青少年并不认为勃起功能障碍会是困扰他们这个年龄段的问题，我估计大多数人也都这样认为。但就这个问题来说，他们已经落伍了。父母、照顾者和医生应该跟孩子们讲一讲，对在线色情片上瘾会有什么风险。对有些家庭，可能是大部分家庭来说，这是个很难启齿的话题，但任何有家庭媒体使用计划的人家都应该把这个话题摆上桌面。男孩子尤其有年纪轻轻就患上勃起功能障碍的风险，以后的人生中也会有性快感减少、出现性功能障碍的风险。

# 第六章
# 尝苦果的成年

前额皮质是我们大脑中交响乐团的指挥，前面我们讨论 100
了让前额皮质在从婴儿期到青春期的成熟过程中健康成长的重要性，那么成年后呢？使用不断发展的移动媒体、通信和信息技术，对成年人以及他们更成熟的前额皮质会有什么影响？

成年人跟他们的孩子一样，花在媒体上的时间越来越多。尼尔森收视率数据显示，1975 年，18 岁及以上的美国人平均每周花在媒体上的时间为 16 小时。到 2002 年，这个数字已经跃升到每周 45 小时，而截至 2018 年，已经接近 80 小时。也就是说，美国成年人每天会把将近一半的时间都花在使用媒体上[1]。

这个变化背后的原因，与曾剧烈改变幼儿和青少年的行为习惯的强大推动力是一样的。推动力之一是，如今智能手机等移动媒体实在是太方便了，在任何地方都能见到，从而让有些业界专家所谓的“给媒体挤出时间”成为可能。在商店里排队，走在大街上，工作间歇，坐在汽车、公交车、火车和飞机上的时候，我们都能访问甚至创建媒体内容。

第二个重大变化是媒体多任务处理的兴起。无论是谁，要每天消费那么多媒体，唯一的办法就是同时使用多个屏幕或设备，并把屏幕用到原本没有屏幕的生活领域里。也是跟他们的孩子一样，成年人通常都会一边看电视，一边用手机或平板电脑。成年人也正利用屏幕把工作带到以前干不了活儿的地方，比如我们的卧室、度假期间以及汽车里。老板也会理所当
101 然地期待员工在一天当中的任何时候都能迅速回应聊天、短信和电子邮件，而我们也会在跟朋友社交、在健身房锻炼、吃晚饭和照顾孩子的同时去做出回应。此外，尽管各项政策都旨在确保道路交通安全，但我们仍然会一边开车一边发消息、查阅电子邮件、浏览网页。智能手机仿佛能伴随我们完成任何任务，不舍昼夜。

在世界各地，所有这些媒体接触和多任务处理都在滋生注意力越来越分散、越来越分裂也越来越压抑的社会。这些事情在分散我们对重要活动的注意力，也会威胁到人际关系，就连已经完全发育成熟的大脑都会受到威胁。任何执行功能下降都会让我们三思而行的能力也下降，从而促使我们形成有害健康的习惯，进而导致心理和身体健康问题。时间长了，就

算是成年人也会很容易受到过度使用媒体和通信技术的潜移默化的影响。

## 超级刺激的时代

你坐在干活儿的地方，正准备再核实一下几小时后就要上交的一份报告里的一件事情。这是一项很简单的研究工作，应该用不了一两分钟就能完成。然而你刚开始搜索，屏幕边缘就出现了一张诱人的照片，还带着一个让人惊掉下巴的标题。你上钩了，等你再次意识到自己在干什么的时候，已经十分钟过去了。你已经忘了刚开始自己是要干啥了，但现在你知道了有五样东西人类看不到，猫和狗却可以看到。你是怎么掉进这个陷阱的？

答案就是超级刺激。超级刺激既不是数字时代的产物，也不是数字时代的必需品，早在移动设备出现之前就已经存在，智能手机、社交媒体和互联网也并非离了超级刺激就无法正常运行。但内容创建者已经发现，这种类型的刺激通过过度激活我们的情绪中枢和奖励中枢，驱动重复行为并形成习惯，欺骗了年轻人和成年人的大脑。今天，很多涉及互联网的活动都在利用超级刺激提供无穷无尽的奖励，利用起我们进化出来的动机系统来无所不用其极[2]。

超级刺激的理论由动物学家、动物行为专家尼古拉斯·廷贝亨于20世纪50年代提出，后来他也因为自己的工作获得了诺贝尔奖。廷贝亨专门研究动物如何回应会激起某些本能行为的视觉刺激。他和同事们发现，动物的本能经常会被修饰过的人造版的自然刺激欺骗。如果刺激物是能引起反应的自
102 然物体，那么超级刺激物就是具有夸张特征、能引起夸张反应的非自然物体。动物天生就有对自然刺激做出特定反应的本能，而如果出现了超级刺激，这样的反应会被放大很多。反常的相似物甚至比真正的刺激物更能激发动物的过度反应[3]。

这个发现部分源于对鸣禽父母的研究，如果它们的孩子饿了，它们就会出于本能给孩子喂食。廷贝亨假定，喂食本能是由雏鸟大张着红色嘴巴这样一个视觉信号触发的。经过多次实验，他发现自己可以用比正常的鸟嘴宽得多也红得多的高度夸张的假鸟嘴，来欺骗鸣禽父母给假雏鸟喂食。喂食本能极为强大，甚至经常会让鸣禽父母为了喂食假鸟而把自己的雏鸟扔在一边不管不顾。而如果看到个头更大、颜色更鲜艳的假蛋，鸣禽甚至会把自己通常是淡蓝色或灰色的蛋扔在一旁，跑去坐在假蛋上面。

超级刺激可以用来操纵和欺骗各种各样的物种。例如，雄性蝴蝶会被雌性蝴蝶翅膀的颜色和形状诱惑，以至于雄性蝴蝶如果看到翅膀巨大、色泽明亮的假蝴蝶，就算有真正的雌性

蝴蝶就在附近，雄性蝴蝶都还是会去反复尝试与这只假蝴蝶交配。另外，有几种甲虫会上当去跟啤酒瓶交配。如果玻璃瓶是光滑的，棕色，上面有扁平的圆点，雄性甲虫就可能会受骗，因为这些特征跟雌性甲虫相似，但尺寸要大得多[4]。

除了都是假的也都很有效，这些超级刺激还有另一个共同点：都是由人类制造的。我们被一个充满了超级刺激的世界包围着，而这些超级刺激通常都是为了商业或其他利益创造出来的。以照本宣科的反应为基础，超级刺激劫持了我们的奖励和动机中枢，激起夸张反应，促使我们做出有害健康的行为，所作所为跟酒精、毒品没什么分别。食品制造商生产出特别甜或特别咸的垃圾食品、含咖啡因特别多的饮料来牟利。网上到处都是修改过的吸引眼球的可爱动物的照片，做过手术整形或PS过的人像就更不用说了。这些夸张的刺激充分利用了非常古老也高度进化了的本能和动机，但其来历却是非常新近的人类动机和技术。这样的超级刺激越来越多地跟夺人眼球的头条新闻搭载在一起，在社交媒体上分享给无数受众，目的则是赚取巨额利润、得到政治好处或带货。这些东西产生的刺激极大，以至于就算是成年人功能正常的前额皮质都无法轻易驾驭，已经不堪重负的前额皮质就更不用说了。就像廷贝亨在动物身上发现的那样，我们很多人都很难对这些超级刺激视而不见[5]。

103

## 我们全都上瘾了吗?

李承燮 28 岁，在韩国最大的城市之一大邱市当锅炉维修工。他非常喜欢玩电子游戏，甚至会因为玩游戏熬夜到很晚，第二天又睡过头，错过工作。最后他丢了工作，连女朋友也没了，尽管他女朋友也是很狂热的游戏玩家，但在他们为他花在网络游戏上的时间太多大吵了几架之后，他们还是分手了。他的家人和朋友都越来越担心，他用来玩游戏的时间太多了，这会对他的生活造成严重影响。

2005 年 8 月的一天，他去了一家网吧，玩网络电子游戏“星际争霸”。他一连玩了两天多都没回家，妈妈只好请朋友们帮忙找找他在哪儿。他们在网吧里找到他之后没多久他就昏倒了，救护车急忙把他送到一家医院，而他很快就在那家医院去世了。

作为年轻人，李承燮原本身体健康，但在将近 50 小时的游戏狂欢中，他的大脑和身体的正常功能被某种东西接管了。据目击者称，这段时间里他都没怎么吃东西，只有需要上厕所的时候才会中断一下游戏。他什么都没喝过，也完全没睡过觉。死因是体力耗尽和脱水导致心脏骤停。他的一位朋友说：“他这家伙打游戏上瘾了，我们都知道。他控制不了自己。”[6]

李承燮的判断力（前额皮质牵涉甚深）被满足游戏冲动带来的奖励压得喘不过气来，因而完全忽略了最基本的自我保护本能。成瘾会令我们陷入的，就是这样的深度。李承燮之死引起了全球关注，因为这事太新鲜也太悲剧了。今天网瘾仍然很悲剧，但再也不是新鲜事了。这是很多人都在面临的严重问题，无论是谁，都不可能随随便便就摆脱这个问题。年轻人和成年人都一样，都会沉迷在数字媒体中，无法自拔。

## 定义网瘾

网瘾很难明确定义。对网瘾究竟有多普遍的估计有很大差异，而且似乎很明显，网瘾的发生率受到文化和地域的影响，因此在有些地方会比另一些地方更常见。2014 年的一份研究回顾表明，全球人口中只有 1%或多达 18%的人与网络游
戏、购物、色情片、社交媒体或这些内容的某种组合有不健康 104
的关系。就当时来看，这个问题似乎在亚洲和中东最为严重。到了 2021 年，形势看起来更加严峻了。有一项研究分析了 32 个国家的社交媒体使用情况，结果把全球各地的网瘾发生率推到了更高的水平，估计有 5%到 25%用户与网络媒体之间的关系有害健康，依据的是对“有害健康的使用”的定义以及对文化因素的排除[7]。

很难说清楚到底有多少人正在跟令人担忧的上网行为苦苦搏斗，原因之一是专家们也很难给网瘾下一个大家都认可的定义。研究人员通常会查看“成问题的”使用，也就是会导致某种不正常、不想要的后果的使用方式。但有时候定义标准是上网时间长短，因此研究人员可能会把“过度”使用定义为网瘾，不考虑使用者或其他人是否在遭受某种具体的痛苦。但是我们也已经看到，把表面上用来上网的时间当成衡量标准并不可靠，因为上网行为很容易隐藏。有些研究人员也会寻找“强迫性”使用和“依赖”，他们定义的网瘾是以一个人对上网相关行为的抵抗力来衡量的。

结果便是，对于怎么把有网瘾的人找出来，目前还没有明确的共识。不同文化对科技的不同态度，也会让围绕如何描述、如何诊断这种疾病的争论更显复杂：在东京看来像是网瘾的行为，在美国亚拉巴马州的塔斯卡卢萨可能就未必会被认定为网瘾，反之亦然。可能会被视为“成问题的”上网行为也有很多种类型，有些研究可能只是重点关注其中一种而不及其余。

甚至就连美国精神医学学会（APA）这样的权威机构，在为网瘾提供临床指导时也相当费劲。学会第五版也就是最新版的《精神疾病诊断和统计手册》（DSM）出版于 2013 年，其中“网络游戏障碍”（IGD）被描述为成瘾，尽管还需要“更多研究和评估”。然而这份手册并没有把网瘾也包括进去[8]。

《精神疾病诊断和统计手册》是美国精神病学领域很重要的参考书，由一个专家小组将其涵盖的各个主题组合起来。在对现有研究进行了大量回顾总结，并经过大量深入讨论后，精神医学学会还是决定不把范围更广的网瘾也写进来，而是目光收窄只关注游戏成瘾，因为要写网瘾的话需要纳入的行为就太多了。而且，截至 2013 年，全球公开的文献中能看到的大部分网瘾行为，用网络游戏障碍都能解释。手册并没有否认其他上网行为会有问题，甚至会让人成瘾，但在手册第五版编 105
纂期间，游戏障碍显然是记录案例最多的，从而在网瘾行为中脱颖而出。

让专家小组感到震撼的部分原因是，有证据表明问题游戏玩家的行为就像病态的赌徒和有药物和酒精使用障碍的人。网络游戏障碍并非只是重度游戏的代名词，你可以激情万丈地投入到在线游戏中，但并没有上瘾。实际上，按照手册的说法，网络游戏障碍诊断为重度游戏玩家一打起游戏就完全停不下来，对其他兴趣和需求也会不管不顾——甚至包括对食物和水的需求，就像李承燮的极端情形一样。患有这种疾病的人，他们的工作、学习成绩、健康和社交关系都会受到威胁。最重要的是，要是他们有一段时间不玩或是被禁止玩，只要比非常短的时间略长一点，他们往往就会经历某种形式的戒断反应。

还有一个很有说服力的证据来自脑成像研究，这些研究表明，打游戏过量对游戏成瘾者大脑的影响，与吸食毒品过量对毒品成瘾者大脑的影响一样。我们知道，对毒品或酒精成瘾的人，他们的大脑无论是结构还是功能，都跟没有对毒品和酒精成瘾的同龄人不一样。有几项研究检查了有严重在线游戏障碍的人的大脑，发现这些人大脑的结构和功能都跟吸毒和酗酒的人很像。对此美国精神医学学会解释称："游戏会引发神经反应，影响愉悦和得到奖励的感觉，而极端情况下的结果就是会表现出成瘾行为。"[9]

尽管如此，手册还是没有把网络游戏障碍正式列为可诊断的精神疾病，这是因为关于这种情况的确切性质仍有很多争议。如前所述，尽管已经有很多关于游戏成瘾的研究，但这些研究所使用的研究方法和对成瘾的定义经常各有不同，因而很难对不同研究用到的数据进行合并分析。与此相关，不同研究也会用不同的标准来评估个人是否成瘾，因此对患病率的评估与标准是否严谨有很大关系。例如，有些研究只把那些会通过欺骗手段来掩盖自己玩游戏的时间的人视为成瘾，这样一来最后得到的患病率就会很低。在强迫性使用被迫中断时经历过戒断反应的人要多得多，但如果一项研究只关注欺骗行为，他们就不会被认定为成瘾。此外也有人认为，目前为止的研究可能都并非对所有文化和地域都适用。到目前为止进行过的网瘾研究有很大比例都是在亚洲进行的，这里人们对跟社会耻辱有关的技术和文化规范的态度很特殊，可能对 106
推动某些极端行为也发挥了作用。最令人信服的脑成像研究也大都来自亚洲国家和地区，其他地区还没有重复进行过类似研究，因此研究结果还不具备普遍性[10]。

另一项很有意思的研究得出了违反直觉的结果，颠覆了美国精神医学学会的指导方针，也表明我们目前用来判断网络游戏障碍的标准可能都是错的。研究人员调查了美国、加拿大、英国和德国的人，发现如果采用美国精神医学学会的严格标准，得出的网络游戏障碍发病率总体上低得惊人：年轻人当中只有 0.5%左右，成年人也只有 1%的样子。这个结论很让人惊讶，是因为我们知道，游戏正在占用人们越来越多的时间，而且所有类型的电子游戏的销量过去十年都迎来了直线上升。相比之下，不同时期香烟销售量和癌症发病率之间存在明显的相关性。认为精神医学学会不应该把网络游戏障碍纳入手册的人认为，如果电子游戏确实是成瘾的独立原因，那么我们应该看到成瘾者数量随着游戏的流行程度而上升[11]。

就算真的上瘾了的人确实越来越多，游戏销售和观察到的成瘾率仍有可能会脱钩，其中有多方面原因。首先，游戏成瘾可能比抽烟、酗酒、吸食海洛因之类更容易隐藏，因为太多电子游戏是在家里用移动平台、台式机和电视玩的，而这些平台和设备也都还有其他用途。此外，现在的网络游戏有一个重要方面跟其他成瘾活动不一样，而这个问题会影响我们评估怎样才算成瘾。具体来讲就是，尽管成瘾的诊断通常在一定程度上以人际关系错位为基础——也就是说，成瘾行为破坏了社交活动，让成瘾者变得孤立、孤单——但是，在线游戏也可以是一种社交体验，其影响可能没那么容易说清楚。游戏成瘾可能会让人失去朋友，与家人疏远起来，但玩家在玩游戏时会在网上跟其他人互动，建立新的人际关系，并让他们真正感到心满意足。因此，如果调查人员去问重度游戏玩家，他们的朋友是否比他们的同龄人少，或者是不是比他们玩游戏之前要少，答案可能是否定的，而且相当真心实意。

而且跟前面一样，这里也有因果关系的问题，在这个才刚刚起步的研究领域，这个问题也被放大了：还没有足够的时间对跨文化背景下成问题的游戏行为进行有类似设计的长期研究。研究表明，电脑游戏既在吸引那些容易分心的人，也在让
107 打电脑游戏的人更容易分心，所以对任何个体案例来说，很难说到底是游戏对这个人造成了伤害，还是说会让这个容易分心的人沉迷其中不能自拔、破坏了他们茁壮成长的能力的活动有很多，游戏只是其中之一[12]。

这也提醒我们，大脑的重装可能会以两种方式进行：有些

人就算接触很有限也会被重装成重度游戏玩家，而另一些人刚开始各项功能都正常，但随着重复进行的行为诱发大脑重新装配，将游戏反复强化到极点，最后积累成疾。情形很容易变得很复杂，但更多研究会帮助我们对成问题的网络游戏行为形成更好的理解——这种行为对人们的身心健康和大脑会有什么影响，以及如何从治疗的角度解决这个问题。

当然，就算不是狂热的游戏玩家，你也可以让自己大把时间都沉浸在媒体、通信和信息技术中。使用社交媒体、网络购物等其他行为，也会耗费大量时间、金钱、经历和情绪资源。我们也需要记住本章开头提到的数字：成年人一生中有将近一半的时间都花在了媒体上。我们全都上瘾了吗？

## 成瘾与前额皮质

没有。我们并非全都沉迷于智能手机或其他屏幕而不能自拔。但我们当中大部分人都已经养成了一些数字技术使用习惯，极大改变了我们的生活和我们的大脑。这些习惯非常强大，一不小心就可能会成瘾。

习惯和成瘾不是一回事，但有关系。这两种现象都会以重要方式重装大脑，对于这些重装方式，神经系统科学家和研究成瘾问题的专家现在已经了解得相对比较清楚了。习惯和成瘾都会受到我们大脑中以多巴胺为基础的犒赏系统的影响。人们往往会重复那些会产生正面奖励的行为，而且一种行为带来的奖励越大，重复就会出现得越多，成瘾的风险也增加了。但习惯并非一定会螺旋上升为成瘾。好好记住习惯和成瘾的过程和后果有什么不同，是形成大有裨益的数字素养的关键。

成瘾究竟是怎么重装大脑的？这样吧，就假设你头一回遇到了一个正面奖励刺激。正面奖励刺激是指会产生积极学习（或者说强化）并引发所谓趋向行为（与负面奖励引发的戒断行为刚好相反）的任何事情。正面奖励通常会唤起人们想要的情绪，比如开心、快乐，而负面奖励刚好相反，会引发负面
108 情绪。大脑里的奖励中枢很原始，在人类进化过程中相对较早的时候就已经出现。奖励中枢位于皮质下，在漫长的年代中经过了微调，会通过向专门的神经元发出信号释放多巴胺和其他神经化学物质来响应刺激，而这些物质会影响我们的情绪、情感和动机，并最终影响我们的行为。

多巴胺是大脑中最重要的信号神经递质之一。如果大脑中产生的多巴胺足够多，我们会感到快乐，而如果多巴胺太少，我们的感觉就会完全相反。最重要的是，多巴胺奖励的值——是会让我们感觉很好还是感觉很糟，以及到什么程度——是一个跟预期有关的函数。大脑会为了我们好，把正面

奖励当成“预测误差”：我们期待着大脑释放出一定数量的多巴胺，但得到的比预期的要多。而负面奖励就是大脑释放的多巴胺低于预期的时候。预期和真正得到的多巴胺之间的差距决定了多巴胺信号的强度，而大脑中的其他区域会根据过去的经历和相关行为发生的背景来决定将该信号解读为正面还是负面[13]。

奖励中枢会对所有刺激都做出反应，方式就是把多巴胺信号发送到大脑的各个部分，其中也包括前额皮质，而这些信号会向各部分给出对刺激加以关注或为某种行为做好准备的命令。发送到前额皮质和大脑中另一些区域的多巴胺信号，在学习和记忆方面也发挥着重要作用。携有多巴胺的神经元就是以这种方式，帮助我们对特定经历产生了正面或负面的感觉。很多正面奖励信号会让我们一再回到相应的特定经历中，而负面信号会让我们害怕相应经历，帮助我们以后避之唯恐不及。(除了会让我们感到快乐和痛苦，多巴胺对很多大脑活动来说也都必不可少[14]。)

成瘾问题专家除了会把奖励刺激分成正面和负面两种，有时候还会从另一个维度来分析：自然刺激和非自然刺激。正面的自然奖励包括欣赏壮美的日落、侍弄园艺、锻炼身体，以及参加让人愉快的社交活动，比如亲眼见证孩子达到某个里程碑、与好友一起开怀大笑等。如果我们经历了恐惧和焦虑，比如在对可能会让我们的身体受伤的危险情景，或是最后会带来失望的社交活动做出回应时，就会出现负面的自然奖励。这些经历尽管并不有趣，但能让我们学会避开未来可能会造成伤害或痛苦的情形。

109 大脑中的这个过程会在我们一生当中不断重复。奖励会让皮质下的奖励、情绪和动机中枢得到训练，学会评估我们周围环境中出现的激励是什么性质。来自这些亚区的信号随后会在前额皮质中得到处理，帮助我们为未来的反应集中注意力、加强学习。如果只是说这个至关重要的循环——从关注情绪体验到奖励，再到学习和行为——一直在影响我们人类的生存以及我们对地球造成的影响，可能是过于轻描淡写了。

大脑认为是正面的刺激并非全都对我们有好处。跟自然的正面刺激相比，非自然的正面刺激，比如超级刺激，通常是由人类制造出来或操纵的，目的是触发强有力的正面奖励，让我们不断返回那里，就算刺激的某些方面可能对我们有害。有很多我们很熟悉的成瘾物质都会触发强有力的趋向奖励，比如咖啡因、尼古丁、大麻、酒精、可卡因和海洛因。但是，目前手册只承认一种行为而非有什么物质会让人成瘾，就是病态赌博。而我们前面也讨论过，成瘾问题专家越来越认识到，有大量在线行为也可能会让人成瘾。

过去半个世纪成瘾医学的重大发现之一是，无论什么类型的奖励体验都是通过同一个大脑通路来处理的，其中包括了以多巴胺为基础的犒赏系统。刺激是自然的还是非自然的无关紧要，是行为刺激（比如欣赏日落）还是化学刺激（比如喝酒）也无足轻重。研究表明，吃巧克力能触发大脑中的奖励中枢，而触发方式类似于滥用药物，所以“嗜巧克力成瘾的人”（chocoholic）这个称号可不是浪得虚名。而在上一章我们也看到，一个视觉信息，比如照片旁边表示社交媒体上的点赞数的数字，也会在大脑中的奖励中枢触发类似反应。这也是脸书和其他平台塞给我们非自然奖励的方式之一，而这些奖励影响了我们的感受和行为[15]。

作用机制上的这种相似性有助于我们理解，为什么成瘾
药物的作用会那么好。实际上，这些药物能把其他刺激都比下
去，是因为在犒赏系统中极其高效：滥用药物会在我们的犒赏
系统中触发短暂但极为大量的多巴胺释放。科学家估计，根据
药物和用来比较的自然刺激不同，各种成瘾药物能把奖励中
枢的多巴胺水平提高到自然奖励的 2 倍到 10 倍之多。如果多
巴胺信号足够强，由此产生的大脑反应可以是一种狂喜的感
觉，这就解释了为什么我们嗑药能得到快感。吃巧克力也能触 110
发与注射海洛因一样的以多巴胺为基础的正面奖励过程，但
在海洛因的情形中，预测误差要大得多，因此多巴胺信号也要
强烈得多[16]。

最近还有一个发现有助于我们把成瘾者和非成瘾者区分开，就是在我们渐渐习惯某些行为后，释放多巴胺的时间会发生变化。与奖励刺激的初次相互作用——比如说初吻，或第一次嗑药——会让多巴胺在短时间内急剧增加。释放出来的量跟我们对经历的预期有关，而就刺激物来说，则是跟剂量和效力有关（比如可卡因比尼古丁强，而尼古丁又比巧克力强）。在我们通过经历来学习的时候，这些短暂的急剧爆发仍在继续。这是成瘾的必要条件，但并非充分条件[17]。

在我们习惯了曾经的新体验以后，我们也学会了预测即将发生的事情。经历一段时间后，我们会把刺激与奖励联系起来，这样多巴胺就会在对经历的预期中释放出来，向大脑中与动机和记忆有关的其他关键区域发出强有力的信息。这样一来，以多巴胺为基础的犒赏系统就成了一个预测引擎，一次次把我们的行为导向正面经历。上瘾就是这样一步步形成的。

成瘾的风险与奖励的正负值、效力高低和是否容易获得都有关系。风险大小同样也受到接触频率以及我们学习、回忆和理解危险的能力的影响。奖励的效力取决于很多跟刺激本身并没有什么关系的因素，这也是为什么有些人就是比其他人更容易对某些经历成瘾。这些因素包括个体基因，经历之前、经历期间和经历之后的压力水平，以及经历发生时的社会环境。

健康、有抵抗力的前额皮质能对奖励反应的效力加以节制。前额皮质会帮助我们管理和解读特定多巴胺释放隐含的信息：奖励中枢发来可能会鼓励我们寻求刺激的多巴胺信号时，前额皮质正在让刚刚发生的事情成形，并将其与背景联系起来，这么做或许会提醒我们想到不好的一面，并帮助我们思考未来会产生什么后果。我们的奖励中枢说，吃巧克力感觉好好啊，但前额皮质会横插一脚，提醒我们巧克力吃太多有害健康。对过量的不健康奖励踩下的油门来说，前额皮质就是抵消其效力的刹车。

在反复接触之后——而且没有健康的前额皮质来干 111
预——大脑中的相关区域通过下调或者说降低对多巴胺的敏感度来适应奖励经历。前面我们说过，正面和负面奖励并不是由释放多巴胺的绝对量决定的，而是由期望值和实际经历之间的差距决定。敏感度降低意味着期望值提高了，因此必须释放更多的多巴胺，才能形成能带来早前经历过的快感所需要的期望值差距。我们的耐受性就是这么建立起来的。为了得到我们想要的奖励经历，就必须让会激发这种经历的行为的强度或频次增加。

奖励越强，我们的前额皮质越弱，耐受性建立起来就越快。例如，奖励中枢很快就能对阿片类药物产生耐受性。只需要重复使用几天或几周，正面经历就会消失，于是使用者只能继续服用这类药物好缓解没有服用的负面经历，包括戒断症状和渴望。渴望“感觉正常”成了上瘾的人获得奖励经历的动机，这就是所谓的依赖性。通过刺激得到的奖励较为微弱的地方，比如饮酒，依赖性可能需要好几年时间才能真正形成。

在走向成瘾的道路刚开始迈出的时候，我们的前额皮质会投入全副精力，也经常能意识到正在发生的事情。这就让我们产生了一切尽在掌握的错觉。我在治疗处于成瘾早期和中期的患者时，经常会听到他们说“我知道”或者“甭担心，大夫，不成问题”。但是过一段时间后，我们往往会失去控制。寻找成瘾刺激物或经历的行为驱动力不断扰乱我们之前对自然奖励的体验，也开始压倒前额皮质阻止成瘾行为的尝试。

最后，已经成瘾的大脑不再从“不够劲”的自然奖励中寻求快乐——这些奖励以前也能成为动机，长期来看也会一直有益健康，但往往无法满足由成瘾物质或超级刺激设定的新期望值。因此，大脑转而专注于不断重复成瘾行为，以满足其依赖性。效力没那么强的自然奖励，比如吃一顿大餐，和亲人在一起，或是欣赏一场日落，带来的奖励跟成瘾行为就完全不可同日而语了，因为奖励中枢和前额皮质的神经化学结构都已经重装了。药物依赖劫持了前额皮质，削弱了前额皮质控制冲动和提醒我们自己注意后果的能力。负责指挥整个管弦乐队的人，双臂被绑在了背后。

接下来就是决策过程被改变了，会偏向成瘾物质或行为 112
带来的奖励，而没有成瘾物质和行为时的负面情绪会更严重，之前会带来奖励的其他经历现在能产生的快感也减少了。这会让我们面临失去朋友、亲人乃至工作的巨大风险。力量的平衡从我们的前额皮质转移到奖励中枢，我们也随之开始对曾经认为很有价值的经历视而不见。随着成瘾越来越严重，我们还会开始违反社会规范和个人的价值观，去寻找现在主宰着我们的奖励：可能是毒品带来的快感，也可能是网络游戏或社交媒体带来的快感。如果快感由毒品带来，最后阶段可能就是过量吸毒了，成瘾者的耐受性太高了以后，唯一能让他快乐起来的经历就危险了。

李承燮最后之所以会那样，就是因为玩一两个小时星际争霸能带给他的奖励，已经不能满足他越来越强的依赖性。科学家可以也应该就怎么看待网瘾才是对的讨论一番，但毫无疑问，李承燮的前额皮质在与犒赏系统的战斗中失败了，他上了瘾。对了解这种斗争的人来说，李承燮的例子可以说再熟悉不过了。亲友们都知道他玩得太多了，他也尝到了苦果，失去了伴侣和工作，因为他的行为已经失控了。我们可以推测，他在现实生活中遇到了这么多挫折，只有星际争霸中的未来幻想世界才能让他快乐。因此，刚开始只是打游戏的习惯，最后却演变成了上瘾，情形越来越糟糕。他沉湎于已经在伤害他的重复行为，一直到再也无法准确判断自己的心灵和身体真正需要什么，最后输掉了这场人生的游戏。

## 习惯与成瘾

刚开始的时候人畜无害。我们会在觉得紧张的时候开始咬指甲。感到压力很大的时候，我们会抓起甜甜圈或什么甜食大嚼一番，因为我们的奖励中枢“喜欢”糖分激增，而这种快乐会让我们的注意力从面对的问题上转移开来，哪怕只是一小会儿。我们觉得无聊时会去看看智能手机和社交媒体，期待着马上得到点什么奖励——有人点赞了，朋友圈有好玩的更新，或是让人食指大动的什么新闻——来缓解我们的烦闷。我们眼睛像长在手机上一样，这样任何一条工作信息都不会错过。然后，同样的行为会再次出现。再一再二，再三再四。

这类行为非常常见，尤其是在移动数字技术高度普及的社会中，无聊的时候就去看智能手机的情形实在是太普遍了。
113 至少，这样的行为比成瘾发生率预测的要常见得多。也就是说，这些还只是习惯。这些行为中有些元素可能跟成瘾有关，要不就是成瘾的前兆，但我们并非全都对手中的设备上瘾了，也不一定非要到已经成瘾才能尝到不良习惯的后果。

习惯和成瘾之间有什么区别？两者都涉及重复行为。两者都主要发生在我们无意识的情况下。两者都有可能产生严重后果。可能很难从行为的角度和生物学的角度划出明晰的界限。实际上，有些神经系统科学家会把习惯和成瘾放在一个连续体上。但也有人并不同意这种做法，他们认为这两种行为模式在大脑中应该视为截然不同的两种。但是大多数专家都一致同意，具体来讲，大脑中的前额皮质和犒赏系统这两个区域之间的关系，能够区分习惯和成瘾。另一个关键区域是纹状体。

纹状体是位于前额皮质和奖励中枢之间的皮质下区域之一，与自主运动控制、行动计划和奖励有关。纹状体有一个特别值得我们关注的功能，就是能把独立的行为组合成单一、无缝的整体，让我们能够在几乎没有意识到的情况下执行复杂动作。纹状体的工作跟一次执行多个软件代码序列的计算机程序有点相似：只需要按一次按键，所有这些命令就都会得到执行。认知经济性有个值得关注的例子，就是在我们执行复杂行为的时候，纹状体会帮助我们把意识从复杂行为上解放出来，专注于其他事情，因而我们甚至都意识不到自己在做很复杂的事情[18]。

举个例子，就回想一下你头一回开车的情景吧。你对开车需要做的那么多步骤都意识得非常清楚：脚踩在刹车上，拧动钥匙，检查发动机指示灯，检查后视镜，随后发动汽车。是前额皮质在告诉纹状体：你正在依靠有意识的短期记忆来计划和执行这个序列中的每一个独立步骤。这个过程需要认知付出大量努力。但一段时间过后，我们甚至压根儿都没意识到，纹状体就已经把这些步骤全都整合到一起，变成了单一的行动单元，于是到最后，我们不再需要依赖于前额皮质的能力来发动汽车。纹状体通过创造捷径，也就是形成无意识的行为，解放了前额皮质，使之可以专注于其他事情。

无意识行为就是习惯的本质。我们不需要思考怎么去做，纹状体已经编制了一个行为程序，不需要意识的指示就可以运行。我们甚至有可能根本不会意识到我们在做这些，但我们
114 还是这么做了，因为纹状体的另一项功能（整合奖励信号）让行为得到了巩固并一再重复发生。但是大部分习惯带来的奖励都不会多得吓人，因此前额皮质控制起这些习惯来，相对来说还算容易。

因此就习惯来说，我们的神经生物学基础处于一种平衡态。奖励中枢巩固了经历，促进了重复和学习。与此同时，前额皮质对奖励经历加以节制，因此巩固程度刚刚好，又不需要太多的意识参与。因此，在需要的时候，我们能克服较弱的习惯。前额皮质执行其监控功能，纹状体执行其学习和行动功能，奖励中枢则执行其动机功能，大家各司其职，全都处于平

衡中。

然而在习惯越来越成为常规后，我们的前额皮质对习惯的监控就会变少，力量的平衡就会转移到奖励中枢。这就是习惯和成瘾之间的界限不容易说清楚的地方。这个界限尽管模糊，但在这个界限的另一边，奖励中枢已经成为主要的驱动力。就算前额皮质的监督和调节减弱了甚至消失了，纹状体也仍然在为奖励服务。这时候，犒赏系统也在发挥作用，就外部环境输入的正面刺激和负面刺激的强度发出信号。但由于前额皮质开始事不关己，判断在半路上就会失去作用。正面奖励仍然会让我们感觉很好，负面奖励也仍然会让我们感觉很糟，但没有任何系统前来解读这些奖励有何重大意义，评估长期可能出现的后果，并踩下刹车。习惯就是这样在大脑里变成了上瘾。我们能分辨什么会让我们感觉良好，但不再能准确判断让我们感觉良好的东西是否对我们有利。就算有时候我们意识到行为已经失控，但由于犒赏系统比纹状体权限高，我们也很难让失控的行为停下来[19]。

重要的是要记住，沉湎于一种习惯并非一定就会变成上瘾。很多习惯带来的奖励都不足以成瘾。此外，在我们把习惯转变为成瘾的倾向中，遗传、精神疾病、幼年经历和压力等其他因素也都会起作用。环境也是关键因素，因为会影响我们能得到什么奖励，以及这些奖励究竟是对我们真的有好处，还是只不过想骗过我们的大脑。我们当中有些人很幸运，有牢固的人际关系有令人感到充实的工作和爱好，身体健康而独立，财务状况也足以让自己从多方面得到舒适、娱乐以及脑力刺激，
115 这样的人，在生活中就能遇到全套自然奖励。这些社交方面的好处不能保证这个人不上瘾，但显著降低了成瘾的风险。

与此同时，我们也全都要面对一个风险因素：现代移动媒体、通信和信息技术。我们心甘情愿地把这些会让我们上瘾的媒介引入我们的生活。这些媒介让人成瘾的能力可能相对不高，但也有可能比研究人员意识到的要高，毕竟要他们定义和研究一下网瘾行为都那么困难。对李承燮来说，科学辩论已经不重要了。在他的网络游戏之旅上的某个地方，他的前额皮质失去了监测和控制他的行动的能力；他的纹状体建立了几乎不假思索就能执行复杂游戏操作的高手技能，进一步破坏了他干预自毁行为的能力；而他的奖励中枢推动着他的习惯，使之成瘾并最终要了他的命。

## 环境很重要

花点时间想想社会环境和成瘾之间的关系是值得的，因为两者关系说明了药物滥用成瘾与移动技术和媒体成瘾之间的重要区别。当然，药物滥用成瘾总体上来讲比电子游戏、社

交媒体和网络色情片成瘾更危险。但是想想我们几乎把永远在线的媒体、通信和信息技术引入我们生活的方方面面，我们接触到这些的机会非常多，因此无论是谁，养成会带来问题的行为习惯的机会也都大为增加了。我们也知道，积久成习之后，不良习惯会带来严重后果。我们也会看到，跟我们的智能手机有关的危险其实有可能相当大，特别是我们发现在一个使用手机不受欢迎或会对身体造成伤害的环境中我们却放不下手机的时候。

有个例子最有力地展现了社会环境对成瘾行为的影响，这就是越南战争。1971 年 5 月，两名国会议员去看望了战场上的士兵，返回华盛顿后带回了一个可怕的消息：据估计，有15%的美国军人对海洛因或鸦片成瘾，这些毒品在越南很便宜，很给劲，供应也很充足。官员和美国公众大惊失色是可以理解的，尤其是因为这些士兵最后都会回到美国。美国该怎么处理这么多伤兵？再就是，问题究竟到了多严重的地步？

尼克松总统迅速回应，成立了“预防药物滥用特别行动办公室”来研究这种情形。办公室主任、成瘾问题专家杰尔 116
姆·贾菲安排所有回国士兵在归美前都要先在越南进行尿样和毒品检测。检测呈阳性的人被留在越南，戒了毒才能回美国。贾菲聘请了精神病学家李·罗宾斯来领导了一项后续研究，比较了戒毒后归国的人和一组检测阴性归国的人。对检测呈阳性的士兵，他们抱的期望并不高。至少有一个原因是，事实证明，阿片类药物的问题比人们担心的更为普遍：罗宾斯发现，从大样本来看，有19%的士兵已经在使用阿片类药物。考虑到这种药物的强烈成瘾性质，以及在美国和其他地方海洛因成瘾者复吸率都相当高，他们假定，这些士兵当中几乎不会有谁能长时间不吸毒。为了找出答案，罗宾斯跟踪调查了他们的进展。

结果相当惊人，甚至几乎都没人能相信：吸食过海洛因、戒了毒才回国的人当中，第一年内只有5%左右复吸。公布这个结果时，很多专家都认为不可能，因而对这个结果不屑一顾。但一段时间过后，越来越多的人开始认为，这项研究对我们理解社会环境在成瘾过程中的强大作用有很大贡献。那些复吸的士兵，很多在去越南打仗前就有社交问题，要不就是在越南的时候还有跟其他毒品有关的问题，这说明他们的前额皮质和犒赏系统受到了损害。但更多人不存在这些额外的风险因素，而他们的情形可以证明，只要士兵摆脱了战斗的压力和毒品唾手可得的环境（那时候，鸦片、海洛因和阿片类止痛药在美国还没那么容易搞到），他们大脑中的犒赏系统收到的会让他们产生渴望并开始吸食的刺激就要少得多[20]。

今天我们对影响成瘾和复吸率的变量已经有了更多了解。几乎不会有人否认，社会环境是习惯和成瘾的关键驱动因素，会促使习惯在一定情况下变成上瘾。更重要的是我们已经知道，大脑在经历任何奖励时都会学会把奖励和环境因素联系起来。这些环境因素出现时，成瘾者大脑中的奖励中枢会被触发，并对这种经历产生预期。如果环境因素缺失，大脑在对奖励的预期中几乎不会释放出多巴胺，因为大脑认为这个奖励是得不到的。贾菲在大概四十年后接受一次采访时说道：“我相信大部分人都接受，是环境的变化……解释了成瘾率为什么会低得多。”[21]

现在来看看我们跟移动媒体、通信和信息技术有关的习 117
惯，其中也包括媒体多任务处理。我们往往是在还算没什么坏处的情况下养成这些习惯的，比如说一边看电视一边刷手机。也有可能我们是在工作中养成的这个习惯，一边在电脑上完成一项任务，一边又老在看手机。对这些情形来说后果没什么大不了的，最多也就是电视节目少看了一两眼，或工作效率下降了一点。

但接下来我们钻进汽车，智能手机也就在手边。在这样的环境中，手机对我们奖励中枢的无意识触发可能产生的影响就会严重得多。在手机召唤我们时，我们的奖励中枢仍然会强迫性地响应，结果我们的眼睛就不去看路了。前额皮质可能无法介入。前面我们也说过，多任务处理，就比如一边开车一边用手机，是无意识的习惯，会让大脑忘了自己的责任。开车和使用智能手机这两项任务，让前额皮质的协调和监测功能不堪重负。就算指挥终于介入可能也为时已晚，无法阻止严重错误的音符出现。

这里的关键问题是，大脑为什么几乎不会记下这两种情景之间的差异。为什么在家里这种安全的条件下智能手机的多任务处理给大脑的印象，跟在路上多任务处理的印象很相似？要知道，下文和本书第九章我们都会讨论到，这种行为就是灾祸的根由。答案就是，环境很重要。我们的进化让我们去响应会触发奖励的环境因素，这些环境因素帮助我们形成了对我们的生死存亡来说至关重要的习惯，让我们有能力在这个世界上辨明方向，找到食物，并形成社交关系，同时也不会给前额皮质带来不必要的负担。但是，大脑中的这种机制可能会被人造刺激所欺骗。

促使我们去响应自然奖励的神经元网络在我们尝试开车看路时被劫持了，因为我们的智能手机自成一体。手机无论在哪儿，都会给我们创造一个熟悉的环境。手机有自己独特、多样的刺激形式——特定的形状、光线和声音，会向我们的大脑发送小而强的信号，还会在某些时刻提供奖励，驱动我们的行为。而且对我们大部分人来说，手机每时每刻都在那儿，一伸手就能够到。我们无法像美国士兵离开越南那样，离开智能手机给我们创造的环境。

那这么做到底是习惯还是成瘾呢？边开车边用智能手机的时候，我们的大脑被欺骗了，跟药物滥用欺骗我们的方式简直一模一样。开车的任务要求比坐在客厅里看电视或在电脑上干活儿要高得多。开车需要做的一系列操作已经在我们脑 118
子里变得太习以为常了，我们甚至都已经忘了这些操作有多复杂。使用智能手机也是一个根深蒂固的习惯，所以这项任务看起来也挺容易。我们的纹状体做的大部分工作都是在无意识中完成的，而我们的前额皮质正因为巨大的工作量和繁重的多任务处理而受损。

如果有一件事情会带来奖励但是跟你更好的判断相违背，而你又无力阻止自己去做这件事情，那么我们会称之为什么？如果这种行为会带来致命结果，就比如因为开车时使用智能手机导致的车祸越来越多，这样的事情我们又该称之为什么？致命后果往往被视为习惯和成瘾之间的关键区别之一。另一个关键区别是，大脑尽管尝试阻止，但仍无法停下来。会有风险是第三个。我们知道，开车时用手机很有风险，而似乎我们大部分人都想阻止这种事情发生在自己身上但是又困难得很，所以技术补救手段才那么流行：特殊的应用程序、手机设置、车载技术等都旨在让我们少分神，让智能手机在开车时更难用起来，从而保护我们不会受到已经形成的强烈冲动的影响。部分专家指出，如果某些冲动会让对我们自己或他人造成严重后果的风险升高，而我们又无法控制这种冲动，那就是时候用成瘾这样的说法来描述这种行为了[22]。

无论一边开车一边进行多任务处理算不算是成瘾迹象，都几乎没有人会不同意，这至少是一种不良习惯。不良习惯跟所有习惯一样，是通过会改变我们大脑的行为产生的——也就是本书的书名，放不下的手机。在与特定行为相伴而来的正面奖励的训练下，我们的大脑在执行这些行为时变得非常高效——这样的效率是通过把我们的意识和前额皮质从这个过程中去除掉达到的。充分重装后，这样的行为就会下意识地自动进行。这种重装可以来自对良好行为和不良行为的响应，两者都有可能在我们的奖励中枢呈现为正面奖励。这是我们大脑中的进化奇迹对我们的祝福，也是诅咒。我们的大脑“想要”也会去追求正面奖励，而无论这样的奖励对我们来说究竟有没有好处。

## 其他认知后果

智能手机以及相关社交媒体等应用程序的阴险之处在于，就跟专门设计的药物一样，人类制造这玩意儿出来有明确目的，就是给大脑注入正面奖励——好多好多正面奖励——从
119 而养成使用习惯，而这么做主要是为了另一些人的经济利益。

这些技术重装了我们的大脑，但并非偶然——这些技术设计出来就是干这个的。对于后果会更加严重的情形，成瘾可能是理解问题的正确框架。但就算影响没有那么极端，这些最近才重装进我们大脑的习惯，还是经常会带来让人担心的后果。我们来看看其中几例。

## 谷歌效应

现代的计算机和互联网本来应该能让我们变得更聪明。人类发明这些，是为了增强而非取代我们的脑力，让回报越来越少。

但从我自己的经验来看，我不敢说计算机和互联网有那么好。随着数字时代狂飙突进，我开始感觉到我处理信息的方式跟以前不一样了，但并不是更好了。就算是在我开始为本书收集资源和想法时，我也注意到我浏览短文和网络标题的时候比好好读这些内容的时候要多。学术期刊和印制读物开始让我觉得无比冗长，无法忍受；而搜索引擎刚好相反，轻而易举就能找到复杂主题的摘要，我很快就能读完，也不需要费多大力气。我没有费心去记住重要发现，因为我知道后面反正很容易就能搜到。时间长了，我感觉到了这些新行为的吸引力，因而开始怀疑我对科技的使用习惯是不是正让我变得越来越笨。有这个可能吗？我们来看看都有什么证据吧。

会出问题的迹象早在智能手机普及之前就已经出现了。在进入 21 世纪前后，随着万维网逐渐流行开来，研究人员也越来越担心互联网搜索引擎可能会取代我们的部分脑力。他们担心的是，敲一下回车就能得到信息，会让我们大脑里的记忆系统退化，因为把这些信息存储在我们自己脑子里的需求变少了。问题真正显露出来花了点时间，但 2011 年研究人员发表了一系列研究，有力地证明了这个假说是对的。在线获取信息改变了我们大脑里存储信息的方式，产生了相当现实的认知后果[23]。

其中有个实验考察了定向学习的概念。定向学习指的是这样一种能力：如果我们认为自己未来会需要用到某些信息，就能更有效地把这些信息存储在我们的记忆里。例如，为了考试成绩能名列前茅，或完成一项工作任务，我们会加倍努力记
120 住相关信息，因而也更有可能想起这些信息。在定向学习实验中，出于实验目的，参与者被要求用计算机搜索引擎来寻找一些零七碎八的问题的答案。半数参与者被告知计算机会把搜索结果存下来，而另一半参与者知道的是搜索结果会被自动删除。与之前的研究一致，认为计算机会把结果存起来以供未来提取的人，对这些信息的记忆更差。

在另一些实验当中，参与者对包含事实陈述的文件存在电脑上什么位置，比对这个事实陈述本身记得更清楚。这表

明，如果知道信息在未来很容易就能找到，会改变我们大脑中编码和储存记忆的方式。这种转变体现了认知经济性：跟记住信息本身比起来，记住在哪儿能找到这些信息要轻松多了。在后续研究中，作者们还发现，参与研究的大部分人都没有我在发现我们的大脑功能会转移到电脑上之后感觉到的那种焦虑：能在线获取零七碎八的答案，让他们觉得自己比无法上网找答案的人聪明[24]。

研究人员最后得出的结论是，动动手指就能自由获取信息，在认知方面会产生一些不好的后果。他们把这样的后果叫作谷歌效应。谷歌效应是互联网导致的一种健忘症：我们认为自己很容易就能在网上找到的信息，往往也很容易就会忘记。说来讽刺，以这种方式变得健忘——因此会更依赖电脑而不是我们自己的大脑——竟然会让我们当中有些人觉得自己变聪明了。

### 超负荷使用我们的工作记忆

你开车去城里一家新开的餐馆跟朋友们见面，那地方你不熟，你的智能手机也没电了，所以没法用手机导航。于是，你只能做一件你几辈子都没做过了的事情：在路边停下车，找陌生人问路。你运气很好，这个陌生人知道该怎么走。她说："沿这条路直走，在那家自行车店左拐，然后一直走，穿过两个街区，然后你会看到一个小公园，那家餐馆就在右边。”你很着急，因为你已经迟到了，在自行车店右拐之后，你又不知道该怎么走了。你不记得接下来的路了。不用担心，你可以给餐馆打电话——只不过你的手机已经没电了。

刚刚你经历的就是科技导致的短期记忆故障。短期记忆
121 又叫工作记忆，是指在我们大脑中保存少量信息以便进行即时处理的能力。可以把工作记忆当成我们的意识用于即时需求的便签本，而长期记忆则是我们存储信息以便将来检索的档案系统。谷歌效应是信息技术导致的一种记忆缺陷，在其影响下，便签本上的信息永远不会存入档案系统。我们假设的这位着急忙慌赶去餐馆的人，工作记忆就因为太着急而出了问题——这里的原因是过于依赖科技。

工作记忆的细节，以及工作记忆失效的情形，目前是非常活跃的研究领域。过去几十年，人们对此有了很多了解。比如现在我们已经知道，不同的感官，比如视觉和听觉，工作记忆的能力有所不同。我们来看一下视觉系统。我们可以把视觉工作记忆想象成一组隔间，我们会把眼下看到的东西暂时存放在那里，而我们的大脑则负责判断这些对象是否值得放进长期记忆，加以额外处理并存储下来。大部分人都能在工作记忆中同时处理 3 个到 4 个视觉对象，不过最多能容纳多少个则因人而异。在工作记忆中处理视觉刺激的能力，跟很多认知技能

都有关系。比如，要在空间中导航，我们需要把我们视野中的无关对象过滤掉，把注意力集中到重要对象上的本领。视觉记忆较强也跟一种特殊的智力有关，叫作流动智力，就是不依赖过去的知识解决新问题的能力[25]。

记忆专家早就知道，大脑有其极限，而且会在信息处理和信息存储之间权衡，因此我们加倍努力处理多个输入信息时，我们在工作记忆中存储新信息的能力就会变差。（这也是大脑跟我们造出来的计算机有所不同的一个地方：大脑里的存储能力和处理能力并不能截然分开，而计算机里的计算和数据存储是相互独立的。）与此同时，我们会经历处理速度、准确度和效率下降。这种权衡取舍会发生在我们进行多任务处理的时候，也解释了为什么轻度多任务处理很容易，比如一边做饭一边听音乐；而重度多任务处理，比如一边开车一边发消息，就很难，而且后果也要严重得多[26]。

我们了解得还不够多的是工作记忆的产生和存储机制，以及如果能做到的话，怎样才能突破这些极限。过去 20 年，随着科学家解开工作记忆的神经生物学和神经生理学之谜，这方面的研究也取得了长足进步。现在，我们可以根据个人的 122
神经生理特征（尤其是脑电波）来预测这个人的视觉工作记忆能力。脑电波上锐利的尖峰意味着工作记忆得到了准确分配，而更模糊、更分散的峰值意味着错误率更高。这个例子很好地说明了我们的语言有时候是怎么反映我们的认知的：我们把注意力集中说成脑子很“锐利”，把注意力不集中说成注意力“分散”，跟我们在大脑中看到的情形恰好相映成趣[27]。

研究人员用这些神经生理学标记分析了分心之事是怎么让我们的工作记忆能力下降的。我们先回到把记忆比作物理存储的比喻上——我们脑子里的隔间就代表着我们工作记忆的容量。现在我们进一步规定，我们所有人拥有的隔间数量都有限。问题在于，工作记忆容量较小、能力较弱的人，究竟是隔间数量较少，还是他们只不过是用垃圾信息而非有用信息填满了隔间？换句话说，工作记忆效率较低的人，到底是因为记忆能力较差，还是因为注意力控制和分配的能力太差，因而难以区分相关信息和无关信息？

结果表明，至少就视觉工作记忆来说，问题并不在于记忆能力欠缺，而在于注意力控制不力，以及我们往往更容易往大脑里暂时性地存入垃圾信息。为了弄清楚这个问题，研究人员让一组成年人执行一些工作记忆任务，同时还给了他们很多干扰因素。随后，研究人员通过脑电图和眼睛扫描，分离出了注意力处理过程的神经特征。结果强烈表明，工作记忆缺陷是过滤失败的结果，而非储存信息的能力有所欠缺。面对分心之事时，工作记忆能力较差的成年人更难屏蔽无关刺激，无关内容就已经耗尽了他们的记忆容量。而相比之下，记忆能力较强的人，在过滤分心之事、存储相关信息上表现要好得多[28]。

考虑到这些，问题就成了：为什么会这样？工作记忆强的人和弱的人究竟有什么区别？注意力控制能力强的人和弱的人，大脑里都发生了什么事情？为了回答这些问题，科学家借助了神经成像技术，这种技术能告诉我们大脑里哪些部分看起来参与了过滤过程，以及关于在分心环境中的注意力控制，我们还可以了解到哪些东西。这时如果得知研究表明答案仍然跟前额皮质有关，你可能也不会觉得有多意外。

在2010年的一项研究中，认知心理学家安德鲁·莱伯对 123
执行视觉工作记忆任务的成年人进行了两次神经成像分析。每个参与者都会重复执行一项任务，有时有分心之事，有时没有。以前的研究关注的都是视觉工作记忆较强和较弱的人有什么不同，而这项研究不一样，关注的是个体在多次执行同一项任务的实验过程中会有什么变化。这个区别非常重要：莱伯没有比较个人的表现差异，而是在关注个人表现随时间的变化。功能性磁共振成像研究证实，有些人的视觉工作记忆容量就是比别人大，因为他们更擅长忽略分心之事，这表明工作记忆问题来自过滤失败。然而莱伯的研究还表明了另外一些结果：个人的视觉工作记忆能力也会因时因事而异。他的研究让我们有机会了解，我们自己的工作记忆中是否存在这种神经关联，以及工作记忆能力与大脑中的注意力控制可能有什么关系[29]。

莱伯发现的神经关联位于前额皮质的一个叫作前额中回的区域，这个区域左侧的活动水平，可以相当准确地预测任务表现。有意思的是，前额皮质的活动早在任务开始之前就发生了。这表明，如果我们感到压力过大、不堪重负或忙于多任务处理时，我们会更难把干扰信息当耳旁风，把最重要的信息真正听进去并记在脑子里。研究表明，如果前额皮质在活动开始前没准备好，我们的表现就会变差。

我们还是回到把前额皮质看成是我们大脑中的指挥这个比喻上来看看。指挥提供资源，并让乐团在交响乐演出前就做好了准备。但指挥并不会实际参与乐器演奏。同样，前额皮质不会负责我们大脑里所有的信息处理过程，也不负责执行任务，但前额皮质为任务做的准备越充分，大脑其他区域收到的指令就会越清晰，我们的表现也会越好。如果大脑很健康，我们就能更好地处理我们遇到的任何事情。指挥游刃有余地让某几部分奏响乐器，同时让另外几部分保持安静。但是，如果我们的大脑压力太大，我们专注于相关信息的能力就会下降，也会变得容易受到分心之事的影响，从而造成某种形式的过滤失败。

124 这再次证明了健康的前额皮质在我们这个越来越让人分心的世界中有多重要。科技作家、微软前研究员和高管琳达·

斯通把这个世界描述为一个持续部分关注（也可以叫“持续走神”）的世界。“持续部分关注”是指这样一种精神状态：我们非常急切，以至于对于各式各样千奇百怪的刺激，只要是有可能得到的，当中的任何一个我们都不想错过，因而我们对任何一件事都不愿全神贯注。教育和媒体学者埃伦·罗斯曾说，我们“一直在密切关注信息逃逸——就连我们本应在做其他事情的时候也不例外，或者说尤其是那样的时候”[30]。

随着网络世界提供给我们的信息越来越多——这些信息可能跟我们手头正在进行的随便什么任务并没多大关系，但生来就是要吸引我们的注意力、触发我们的奖励中枢的——身处离线世界的我们也变得特别容易分心。任何一次应用程序和消息的提示音都会让我们虎躯一震，也让我们越来越喜欢各种各样的多任务处理。前额皮质不堪重负，十分疲惫。我们失去了让注意力无比集中的能力。任务完成得怎么样，还有我们的记忆，都会因此受到影响，因为我们关注的信息会进入我们的工作记忆。长期记忆和学习也会受到影响，因为短期记忆是长期记忆的先导。最后，我们都会尝到苦果。

## 对媒体和科技多任务处理的再认识

2009 年，斯坦福大学的克利福德·纳斯发表了一项研究，其结果让他和同事们都觉得很意外。在一次采访中，纳斯说："我们都打赌说，高度多任务处理者一定会在某方面成为明星。结果一出来，我们都惊呆了。我们全都输了。"结果表明，他研究过的年轻的多任务处理者在多任务处理的几乎所有方面表现都很糟糕。现在我们回到本书的重要主题：媒体和科技多任务处理的后果，但这次我们要关注的是成年人的大脑[31]。

在研究多任务处理的文献中，纳斯的研究非常重要，原因有三。首先，该研究为媒体多任务处理研究中注意力和认知控制的严格测量设定了一个很高的标准。其次，随后有一系列研究都表明，多任务处理过程中个人表现会持续下降，而纳斯的研究开了这一系列的先河。最后，大部分研究结果报告的发现都与论文作者最初的预测一致，但纳斯的研究不一样，他明确表示自己的预期错得离谱。

125 并不是说他的预期很古怪。实际上，他的预期反映了当时的传统看法。随着媒体和科技多任务处理方兴未艾，神经科学家和认知专家都认为，这样的活动会给那些经常这么做的人带来一些好处。我们也看到了，这是对青少年的假设，但为什么成年人不会也得到好处呢？多年的多任务处理经验必定会让某些方面的表现有所提高才对——要不然，为啥会有那么多人乐此不疲啊？

然而纳斯和同事们发现，被归类为重度媒体多任务处理者的研究参与者，更容易受到无关信息的干扰。他们在任务切换能力测试中表现也比较差，表明相对于轻度媒体多任务处理者来讲，他们的认知控制能力较弱。纳斯在对一位采访者谈到重度媒体多任务处理者时说：“他们非常容易被毫不相干的事情吸引。任何事情都会让他们分心。”尽管这项研究不能确立因果关系——无法确认究竟是认知控制能力差的人最后成了重度媒体多任务处理者，还是多任务处理搞太多导致认知控制能力很差——但还是堪称醒世恒言[32]。

而且，对于过度多任务处理的情形，因果关系的问题并不影响我们考虑如何解决这个麻烦。如果发育过程中任何阶段我们大脑的能力都有极限，会受到多任务处理的影响，而且影响几乎全都是负面的，而且在应对会严重损害我们的认知能力的信息过载时，多任务处理造成了某种形式的过滤失败，那么显而易见（如果说可能没那么容易的话）的干预措施就是，尽量减少媒体和科技多任务处理。如果是另一种情形，也就是说我们当中有些人天生就装配成了更容易过滤失败、认知控制能力较弱的样子——比如说因为患有注意缺陷多动障碍、慢性应激或焦虑症——然后我们又遭遇了媒体和科技多任务处理，那么上面的建议也同样适用。多项研究一致表明，在生命的任何阶段，媒体多任务处理过多都很可能会让注意力问题恶化，因此我们需要让多任务处理少一些。但是，我们非但没有让媒体和科技多任务处理减少，反而做得比以前任何时候都多。

在孩子们身上我们已经看到，媒体多任务处理有可能会影响前额皮质的发育——这是大脑里面最后成熟的部分，最容易受到媒体和科技影响的区域，也是对我们成年以后在这个世界上独立生活时所有功能都能完全发挥作用的能力来说最重要的区域。但是，成年人的大脑同样会受到影响。无论我们是想同时执行两项任务，还是想在不同任务之间来回切
126 换——比如一边完成工作项目一边查看社交媒体或新闻提醒——这种脑力杂耍的成本都很高。有些专家估计，我们在不同任务之间来回切换时，注意力就算只分散了零点几秒，其影响也会累积起来，再加上心理转变受损，会导致工作效率下降40%。无论是大人还是孩子，在进行多任务处理时都会亦步亦趋很难跟上，原因也都是一样的。无论是尚未成熟的大脑还是已经成熟的大脑，都无法征用额外的认知资源来帮助我们同时执行两项任务；前额皮质到最后肯定会出现瓶颈。我们全都有自己的极限[33]。

## 简报：计算机视觉综合征

人类的眼睛和身体是在室外进化出来的。让早期人类得

以生存下来的狩猎和觅食活动，是通过可靠的远距离视力和持续不断的运动才成为可能。但是，现代生活对我们的眼睛和身体提出了相反的要求。我们在所处环境中四处移动时，眼睛会聚焦于远处的混合轮廓，焦点也一直在变化，这就要求我们的视野一直都很大才行。但现代生活完全不同，大大小小的屏幕把我们眼睛的焦点长时间固定在近距离内，同时我们的身体也一直在室内静坐，几乎一动不动。一言以蔽之，我们不是为数字时代进化而来。

连续几个小时坐着不动，头部和颈部都处于相对固定的位置，会导致背部和颈部疲劳。使用计算机键盘、鼠标和触控板，再加上某些设置中糟糕的人体工程学设计，会让手腕酸痛。然而，尽管颈部、背部和腕部疼痛是与长时间使用电脑有关的问题，但到目前为止围绕电脑使用的最常见问题都是跟眼睛有关。这是数字时代产生的一个新问题，叫作计算机视觉综合征。症状包括眼睛紧张、疼痛、视觉疲劳和红眼。更严重的症状还可能包括视力模糊、重影、眼睛有灼烧感、眼球干燥或易流泪、眼皮抽筋等[34]。

全球受计算机视觉综合征影响的人数，很可能高得惊人。据估计，每天使用电脑三小时或更多的人中，有高达90%的人都可能有相关症状，考虑到越来越多职业的从业者在他们职业生涯的所有阶段都会用电脑和其他屏幕完成自己的工作，有相关症状的总人数会十分庞大。这并不是“知识分子”和高收入国家才会有的问题。各行各业都要用到计算机，极大改变了世界各地的工作习惯[35]。

127 计算机视觉综合征的直接原因尚未完全确定，但有人认为，有几个因素起到了一定作用。专家称，一连几个小时盯着一个固定的焦点会让视觉系统在很多方面都承受重压，电脑屏幕所展现的图像的性质也对这个问题有所贡献。

问题之一是，屏幕上不会产生像纸上的油墨那样的边缘对比度，个中原因则要追溯到屏幕的工作原理：屏幕图像是由一个个像素构成的。从典型的对焦距离看过去，数字屏幕似乎呈现出光滑、连续的直线、曲线和色块，但我们看到的图像实际上并不连续，而是由一块块非常小的照明区域组成的。以像素为基础的显示器，对比度远远低于纸上的油墨，就是比方说，屏幕上的一个字的边缘与投射在这个字周围的白色背景之间的对比度，赶不上用油墨印在纸上的黑色文字与周围通常为米色的纸张之间的对比度。计算机图像的对比度较低，因此文字边缘没那么清晰，视觉系统也必须更加努力才能对上焦点。

低对比度、边缘不够清晰会触发视觉进行三种调整，而且都是在我们没有意识到的情况下进行的。首先是眼睛对低对比度的反应会稍微放松一点，因此也会尝试盯住屏幕后面一点的地方。结果我们就会不断地微调焦距，重新聚焦到屏幕表面。其次是为了让对比度低的文字看起来更清晰，我们会用无数次眼球的小幅运动和细微的近场调节来弥补。再次是为了看得更清楚一些，我们的最后一项努力是会眯起眼睛。研究表示，眯眼会让眨眼次数减少高达 50%，造成干眼症。认知负荷较高、更劳神费力的工作（比如阅读科技文献）会进一步减少眨眼次数，让眼睛更加疲劳。我们一连多少小时、多少天、多少个月、多少年都进行着这样的调整适应，结果就是眼睛肌肉会感到疲劳，也会出现不舒服的症状[36]。

对此我们能做些什么？有专家呼吁进行公众教育，呼吁政府出台指导方针，让眼部护理专家进行更多培训，制定工作场所安全规定，容许更多的工作间歇，以及对这个主题进行更多研究等。但是，在等待政府和老板觉醒过来响应这些呼吁的同时，我们也可以采纳一些基本的、常识性的建议。

首先考虑一下你的工作空间从人体工程学角度来看有什么可以改进的地方。屏幕应当离面部 50—65 厘米，这样可以减少眼睛的压力，屏幕中心应当比眼睛的位置低 10—20 厘米，这样可以减少眯眼的时候，也降低颈部压力。为了让电脑屏幕上对比度较低的文字读起来不是太费劲，应当让房间里的环 128
境光比屏幕暗一点，这样可以让表面上的对比度增加。另外，戴眼镜的人应当保证自己会去定期检查，而不是等着眼科医生上回写的单子过期的那一天。所有重度屏幕使用者都应当想办法让自己定期休息——最好是去户外，那里的焦点会在一段距离之外，而且我们可以见到阳光。有些眼科医生提出了“20-20-20”规则，就是说每20分钟要让眼睛休息至少20秒，去看至少20英尺（6米）远的物体。最后一点是，使用含盐眼药水和加湿器，让眼睛和周围环境保持湿润，并在执行更费力劳神的计算机任务时，有意识地多眨眼睛。

## 简报：科技叫人脖子疼*

几年前，在经历了一段很紧张的时期后，我在把当时两岁的儿子从车里抱出来的时候拉伤了背部下方。事实证明药物治疗没什么作用，研究了几个小时背痛该怎么办也没得出什么有用的想法。最后我还是决定去看一位脊柱按摩师。让我觉得意外的是，这位脊柱按摩师不但关心我的背部下方，也对我的脖子很是关心。

我得知，多年的学习研究，加上无休止地使用电脑和智能手机，已经让我的脖子付出了实实在在的代价。眼下似乎背部疼痛更加严重，但我的脖子僵硬，活动也不大灵便，时不时还会疼得抽搐一下，都是未来症状还会继续恶化的迹象。脊柱按

* 原文 a pain in the neck 为美国俚语，表示“令人讨厌的人”，但此处一语双关，同时也指脖子上的疼痛。——译者注

摩师建议我锻炼锻炼，增加背部下方和颈部的力量和灵活性。

颈部疼痛是另一种日益流行的疾病。由于使用移动电脑时姿势不对，以及长时间坐在屏幕前，颈部和脊柱的肌骨骼疾病有上升趋势。认识到这个问题的学生、员工和老板越来越多，一个蓬勃发展的人体工程学领域也随之出现，让我们开始关注办公桌高度、电脑椅的舒适度以及屏幕位置。站立工作台和柔性屏幕支架越来越受欢迎，办公椅上也出现了大量旋钮和把手，让座椅可以随意调节，减少我们坐在上面时的压力。

但是，尽管从人体工程学角度改善办公环境的方法层出不穷，还是几乎没人知道该怎么解决“i身姿”和“短信脖”的问题（这两个词在医学文献中出现得越来越多）。2017年对瑞典5000多名年轻人进行的一项研究显示，发短信的频率与 129
包括颈部和手臂酸痛在内的肌骨骼症状显著相关。结果表明，发病年龄较小会导致症状持续超过五年[37]。

为什么会这样？设想一下要是你的脑袋有50磅（约22.7千克）重。对你的脖子来说肯定会不堪重负，因为脖子已经习惯了支撑大概12磅（约5.4千克）那么重的东西，也就是成年人头部的平均重量。但是，如果你的头往下低45度角俯视手机或平板电脑，脖子就会感觉像是在承担50磅的重量。就算你可能多数时候只低了30度，你也还是会让脖子承受40磅（约18.1千克）的压力[38]。

长期承受超出常规的重量会使颈部和肩部的软组织、韧带和肌肉疲劳，出现炎症，并进而导致疼痛、发酸，最后还可能会出现颈部和脊柱神经挤压、椎间盘突出、肌肉僵硬、活动范围受限以及其他严重后果。整形外科医生肯尼思·汉斯拉杰告诉《华盛顿邮报》："这是一种流行病，至少也可以说已经很常见了。"[39]

姿势不好和脊柱问题还跟另一些严重问题有关，包括头痛和心脏病。颈部疼痛也跟心理健康问题有关。德国有一项研究发现，排除了其他因素的影响后，在初级保健诊所就诊的患者中，颈部疼痛与抑郁或焦虑的临床水平强烈相关[40]。

对此我们该怎么做？首先在用手机的时候，记得把手机举起来，让头部保持水平，而不要勾着脖子。这样可以缓解颈部压力，让眼睛更放松，也减少眼睛受到的压力。其次是可以做些日常锻炼，比如在使用屏幕的间歇抻抻脖子。可以先把头往前伸，下巴含在胸前，然后让头后仰，眼睛看向天花板，这样进行数次。之后可以头往前伸时把双手按在前额上，前额上的压力会给颈部带来阻力，从而让颈部肌肉得到拉伸并放松。随后在头部向后运动和向左右两侧运动时同样用双手按住。转一转脖子也会很有用。这些动作除了加强颈部肌肉，还能让肌肉保持灵活，减少出现炎症的情况。再次，你可以站在门厅里，双臂张开，向前挺胸，同时抬头。这么做能让你的脖子和脊柱对齐，调整你的姿势，也有助于肩部肌肉保持灵活。

最后一点是，我们都需要时不时地多想想看我们的脑袋 130
在哪儿。无论是从字面意义上还是从比喻意义上来讲，这都是个很好的建议。保持头部在肩膀上方会对颈部健康大有好处。把自己的感觉当回事也会有很大帮助。不要对受到压力的迹象视而不见，要学会寻求医生的帮助。只要我们对身体向我们发出的信号加以留意，改掉姿势不好的坏习惯也不会有多难。

# 第七章

## 对心理健康的影响

131 你肯定听过这样的故事，甚至可能自己就是受害者。一对曾经如胶似漆的恋人，如今特别痛苦地分手了。前男友感到被鄙视、被抛弃了，于是在社交媒体上发前女友的裸照或半裸照，还附上了刻薄尖酸的言论。前女友感到无助、恐惧，变得很抑郁。她是“复仇式色情”的受害者，这种网络霸凌形式在智能手机摄像头和在线社交网络出现之前还不可想象，然而现在已经越来越常见，处于难堪地位的人的照片和视频简直到处都是。

网上骚扰包括诽谤、排外、挑衅等行径，但很难找到可靠的相关统计数据。有研究估计，20%到40%的儿童和青少年都曾受到过某种形式的网络霸凌。女性、LGBTQ * 群体和胖子都

---

* LGBTQ，又称“彩虹旗”“性少数者”，一般指女同性恋者、男同性恋者、双性向者、跨性别者与酷儿。——编者注

是常见目标。而且，尽管网络霸凌在年纪大一些的人中间似乎没那么普遍，但成年人有时还是会成为直接骚扰或过往创伤的受害者：孩提时和青春期在网上受到的恶意对待，在成年后可能会表现为创伤后应激障碍（PTSD）、抑郁症乃至自杀倾向。[1]

关于网络霸凌的确切定义和完整范围，专家之间尚有争议，但从本质上讲，这是同理心的失败。同理心是指我们准确解读或理解他人的心理状态和情感世界的能力。同理心与同情心不一样，同情心是一个更古老的词，今天在更多时候会用来指别人经历不幸时我们会觉得伤心。同情心是自我导向的，视角是个人自身的。比如说，要是得知有个朋友摔断了一条胳膊，你也许会觉得伤心。但同理心就不一样了，同理心以他人为导向，是从其他人的视角出发。面对摔断胳膊的朋友，我们 132
不是为他感到悲伤，而是对他的痛苦感同身受，想象着他那里可能会是什么情形，这样会促使我们去关心他。

大部分社会心理学家都把同理心看成是人类的一种关键特征，是合作、利他主义、同情心和其他亲社会技能所必需的。同理心是建立牢固的人际关系的基础，对我们的生存来说至关重要。人类是社会性生物，要依靠同理心来形成社会纽带。有了社会纽带，婴儿大脑才能有发育的机会，并在后来的生活中促进独立性和社群发展。缺乏同理心会让人出现反社会行为、精神变态和掠夺性暴力。同理心太少往往会让人没有人性、冷酷无情，无视他人的幸福，助长网上骚扰和其他类型的侵犯行为，还会造成政治分裂等社会问题[2]。

同理心的早期迹象早在6个月到8个月大的孩子身上就有记录。但这种至关重要的亲社会技能一直到成年后很久都还在发育，我们不必对此感到惊讶，因为产生同理心的能力涉及前额皮质。我们已经确定，前额皮质的一个区域，即腹内侧前额皮质，与同理心和道德判断的发展都有关系。在童年和青少年发育期间，过度使用媒体技术会不会干扰前额皮质中的一些区域，使同理心和道德判断的能力下降[3]？

萨拉·康拉特是专门研究同理心的社会心理学家。2011年，她和几位同事发表了一项研究，考察了40年来大学生的同理心特点，后来被广泛引用。这项研究整合并分析了从20世纪70年代到21世纪头十年对美国1.3万名年轻人进行的七十多项研究的结果。她的团队使用了一个经过充分验证的多维度自我报告量表，衡量了同理心的两个方面：同理关注和换位思考。在评估同理关注时，研究人员会问参与者他们是否同意这样的说法："对那些没有我这么幸运的人，我经常会有温情、关心的感觉。"在同理关注方面得分高的人更有可能做出亲社会行为，比如志愿服务、给流浪汉钱、把找错的零钱还回去等。换位思考，差不多就是设身处地为他人着想的能力，也跟亲社会行为有关。而换位思考方面得分较低，与暴力倾向和犯罪倾向有相关性[4]。

康拉特和同事们发现，在该研究关注的40年时间跨度内，大学生的同理关注和换位思考的得分都大幅下降，其中前者下降了48%，后者下降了34%。说来有趣，降幅最大的是 133
2000年到2009年。该研究的作者们推测："同理心下降的可能原因之一，是日常生活中个人科技和媒体的使用与日俱增。"按这个观点来看，分数下降尽管相对较小，但反映了一个大面积的转变：在我们最喜欢的数字工具推动下，转向更自我导向、更浅层次的交流。在40年时间跨度的最后10年，我们看到了苹果手机于2007年推出，以及各路社交平台接踵而至：Friendster（2002年）、MySpace（2003年）、脸书（2004年）、YouTube（2005年）和推特（2006年）。同理心分数在此期间降幅最大，绝非偶然。

这里想说的是，我们花在同步、一对一、面对面交流上的时间越来越少，然而这种交流方式含有丰富的语言和非语言信号，有助于培养我们的同理心。现在，我们的交流时间更短，不再同步，往往是一对多，而且是通过即时消息和社交媒体进行。我们越来越喜欢用表情包表达情感。从热情、亲密的交流变成冷淡、疏离的交流，这种转变可能会让我们脱离更深层次的关系（尽管我们在进化过程中对这种关系十分依赖），也可能会导致网络霸凌和其他不良网络行为，因为在网络上往往不用承担什么后果。

但这些都只是猜测。有没有什么证据？我们使用移动媒体、通信和信息技术是否干扰了面对面的社交体验，并因此伤害了我们表达同理心的能力？

## 群体性孤独

你跟朋友或爱人坐在一起，正在就一个重要话题面对面交谈。突然，你的智能手机在你的口袋里响了起来。对这个信号，要想忽略是办不到的。就算你不看手机——就算你也想到了，去看手机可能会冒犯到对方——你们的对话也还是中断了，在考虑你刚刚收到的消息提示是否比你的小伙伴的感受更重要时，你有那么一小会儿没有跟上。这样的微干扰会很要紧吗？

有两项研究强烈表明，还真挺要紧的——智能手机就算只是搁在那儿，都会对一对一、面对面的社交互动产生负面影响。其中一项研究发表于 2014 年，重点关注的是研究人员所谓的“苹果手机效应”。科学家们在美国首都华盛顿特区招募了 100 组社交伙伴，也就是在这项研究之前就互相认识的朋友。这些一对一对的朋友在走进一家咖啡馆时会被研究人员选中，并被要求面对面坐在一张桌子上聊天。

研究人员随机要求每组参与者谈论两个话题中的一个，时间为10分钟。话题之一很浅显，就是要求他们“谈谈你们对塑料圣诞树的想法和感受”。但另一个话题饱含情感，要求他们“谈谈过去一年里最有意义的事情”。两位朋友交谈时，会有一位训练有素的观察者给他们的非语言互动和交流打分。观察者也会留意他们的智能手机，看两人都把手机放哪儿，以及交谈中会不会去看手机。最后，观察者会用同理关注量表和心理亲密度量表给他们的对话打分，这两个量表都是用来评估交流质量的[5]。 134

100对参与者中，有29对在交谈时把他们的移动通信设备放在了能看见的地方。排除其他变量后作者发现，把设备放在能看见的地方，与同理关注和换位思考得分低之间存在显著的相关性。重要的是，这个设备都不需要发出声音、闪烁或震动。只不过是放在手边或桌子上而已，就足以导致交流质量明显下降。

研究人员推测，交流质量下降与注意力分散有关，这是分心或走神的一种形式。智能手机代表着接触更广大的社交网络、电子邮件、新闻、娱乐内容、工作和无穷无尽的信息的机会，引发了查看最新消息和通信信息的“持续冲动”，就算我们正在跟朋友面对面互动。手机把我们的思绪带到了别的世界、别的人那里，而不是怜取眼前人。

解读这些结果时，我们仍然必须留心一些注意事项。我们不能据此推断出因果关系：有可能在社交互动中更喜欢把移动媒体设备放在眼前或握在手里的人一般来讲本来就更容易分心，同理心也更少。好在还有另外一些数据，跟这项研究放在一起看，就能帮助我们了解只是把智能手机放在那儿会不会对面对面交流的质量产生有因果关系的影响。

在咖啡馆找成对朋友进行的研究，部分灵感来自之前在更多控制条件下对陌生人进行的一项研究。该研究是几年前在英国进行的，参与者会在实验室环境中被随机分配到两种情况之一与陌生人对话 10 分钟。第一种情况下，会有一部不
135 起眼的手机放在桌子上，而两名参与者坐在桌子两边，面对面交谈。第二种情况下，两人中间放的不是手机，而是一个空白笔记本。跟在咖啡馆进行的研究一样，两人之间的交谈是想要培养一定程度的亲密感和社会关系，因此要求参与者谈谈上个月发生的一件“有趣”的事情。研究人员发现，如果有手机在旁边，参与对话的两人亲密程度得分会较低[6]。

这么说，在测试了一系列条件的多项研究中，把智能手机放在看得见的地方，明显会影响一对一、面对面的对话。这里似乎有一种科技多任务处理的形式在起作用，也就是微干扰会把我们的注意力在现实世界和数字世界之间切分，这样我们便无法对眼前发生的事情全神贯注。也许我们经历了过滤

失败，因此我们会留心错误的刺激，也因此错过了话语、面部表情或其他非语言表达，而这些对深度社交都会很有帮助。结果便是，我们不再那么有同理心了。

参与这两项研究的两个研究小组都提到了麻省理工学院教授雪莉·特克尔的工作，近三十年来，她一直在研究我们与科技和互联网的关系并尝试用理论加以说明。特克尔是科学、技术和社会交叉领域研究的领军人物，也已经撰写了好几部广受好评的著作。她还收集了大量故事，可以用来佐证我们跟科技之间的关系直接让交谈的性质发生了什么变化。这些故事并不能替代上述细节翔实、精心设计的研究，也不能取代康拉特和同事们进行的大型综合分析体现的多样性。但是，与严谨的研究一起来看，这些故事也很能说明问题。

我们来看看特克尔的几个例子。她讲述了一位中学行政人员课间休息时在操场上观察到的情况，他对孩子们缺乏同理心的问题感到震惊："12 岁的孩子在操场上玩儿的就跟 8 岁小孩一样。他们互相排挤的方式，是 8 岁小孩会用的那种。他们似乎没办法设身处地为别的孩子着想。"就仿佛这些 12 岁孩子在发育上倒退了一样。还有一位老师指出，她的学生使用媒体技术越来越多，坐在食堂里的时候都只盯着自己的手机，而不是去看别的人。她补充道："他们要是分享什么，也是分享各自手机上的内容。"[7]

更多例子比比皆是。不久前的一天，我在波士顿一家餐馆
136 等一位朋友。我一个人在吧台坐了一阵儿，这时有四个女孩子进来吃晚饭。她们聊得热火朝天，交换着眼神、手势和彼此的生活轶事。很显然，她们对彼此都熟悉得很。但坐下来没几分钟，她们四个就都拿出了手机，双手拇指忙着在屏幕上跳动，沉浸在她们的网络世界里，而忽略了眼前的现实世界。她们走进门时显得那么温馨的社会纽带，突然之间就变成了冷冰冰的样子，断裂了。她们面无表情。眼神交流减少了，朝天的热火渐渐熄灭，谈话也停了下来。她们的智能手机在一个重要时刻干扰了这场聚会——这也是特克尔在她的一部同名著作里说起过的，“群体性孤独”（Alone Together）的一个例子。

## 社会脑流失

从这些研究中，我们可以看到，就算手机只是放在那儿，都会让注意力以某种形式分散，并影响社交互动的质量。在实验室进行的实验中，这部手机甚至不属于任何一位参与者，只不过有一部手机放在桌子上而已，因此这样的结果不能不说极为惊人。两名参与者都没有理由操心自己会不会错过这部手机上的任何消息。任何手机，只要看得见摸得着，都会破坏我们相互之间的注意力。这是一种新型的社会脑流失。

实际上，受到这种脑力流失影响的并非只是社交互动。其他类型的信息处理过程同样也会因为附近有智能手机而变差。这是得克萨斯大学奥斯汀分校的研究人员进行的一项研究中的发现，相当值得关注。研究人员测量了五百多名本科生一边做很难的数学题，同时还要尝试记住一长串随机字母时的认知表现。这些学生参与的实验条件有三种情况。第一种情况是，他们被要求把智能手机和随身物品都放在测试的房间外面。第二种情况是，他们被告知可以带着手机，但要放在看不到的地方，比如外套里、口袋里，或是他们坐着的椅子下面。第三种情况是，学生被告知可以把手机放在面前的桌子上，但屏幕朝下，并把铃声和震动都关掉，最大限度减少分心[8]。

这里同样也是智能手机只要在那儿就会影响信息处理过程：距离越近，越是能看得见，学生的认知表现就越糟糕。手机就放在桌子上的学生表现最差，手机放在附近但看不见的 137
学生次之，而把手机放在房间外面的学生在测试中表现最好。

只是有一部智能手机搁在那儿而已，甚至都不是我们自己的手机，怎么就会改变我们的社交互动和处理信息的能力呢？答案就在显著性和相关性的现象中。显著性和相关性影响着大脑如何分配大脑中有限的资源。

要理解显著性和相关性之间的区别，我们还是回到视觉系统来看看。关于视觉处理的工作原理，有一种主流理论说的是，我们会为我们的视觉环境构建一幅心理地图并不断更新，而这么做要用到一个专门的神经元网络。其中一些专门化的神经元会帮助眼睛移动，这样就能扫视周围环境。另一些神经元帮助处理我们看到的物体的物理外观。还有第三组神经元会对物体的出现和运动做出响应。总的来讲，这些专门化的神经元会评估我们周围的物体的特征，并帮助我们从中拣选出最显眼、最重要的物体。

显著性是指让物体能被人注意到的物理特征，也就是能让这个东西鹤立鸡群、脱颖而出的特征。这些特征包括独特的颜色、朝向、大小、形状和运动。但我们要记住，显著性并非物体与生俱来的特性，而是来自物体与周围环境之间的对比。快速运动本身并不显著，但是在静止或缓慢移动的背景衬托下，快速运动就很显著、很突出了。比如说，在实验室进行的针对显著性的研究，可能就会要求参与者在一大堆蓝点中找出一个红点。

说我们视野当中的某个物体很显著，并不是说我们已经确定这个东西很重要，而只不过是说它让我们的眼睛注意到它了而已。实际上，关于显著性我们并不会有意识地做出任何决定，因为显著性是在我们没有意识到的时候确定的。确定显著性是一个自下而上的处理过程，会自动发生，依赖于专门化的神经元和大脑深层结构，并不需要前额皮质花多大精力参与其中。物体的特征越显著、越突出，这些专门化的视觉处理神经元就会越是反响强烈。而响应这个物体的神经元越多，这些神经元就越有可能在大脑的总结过程中做出贡献。如果达到神经元活动的某个阈值，我们就会毫不犹豫，把注意力转向这个目标。这就叫“自动注意”[9]。

有些很显著的物体也具有相关性，而且有可能就是因为有相关性所以才显著的。对这些物体，我们不仅会注意到，而且也会优先关注。我们周围有相关性的物体——多得很——
都是在以前的经历中就很熟悉的，而且很可能会唤起情感联 138
想。物体会具备相关性并让我们优先注意到它，是因为我们会反复遇到，因为对我们有用处，也因为会给我们带来一些情感奖励。具备相关性的物体可以帮助我们实现某些目标，比如避免伤害、保持健康、成功繁衍后代等。这些物体也许能满足我们的一些需要，也可能会要求我们采取一些行动来回应它们的存在。相关物体与别的物体可能有实际区别，但并非一定要有。这些物体之所以会脱颖而出，是因为我们的相关经历使之在情感上变得重要起来，因而其显著性也提升了。

对象的显著性会紧随其相关性而来，有个突出的例子就是一个人的名字。客观来讲，名字的发音并不显著。但是，假设你在一个摩肩接踵的鸡尾酒会上，这是个十分嘈杂、很容易分心的环境，到处都在同时进行着好多场谈话。除了你自己正在进行的谈话之外，你的大脑不会对这些混杂在一起的谈话究竟说了些什么有多么留意，也不会去关注那些聚会常客的谈话里都说到了哪些名字。但是，如果你听到房间里有人提起你的名字，你的大脑肯定会注意到，你也会把注意力转移到那场对话上去。这就是“自动注意”和所谓的“鸡尾酒会效应”的一个例子：在拥挤的环境中把听觉注意力集中到众多刺激之一上面去的能力。神经成像研究表明，这一现象依赖于包括前额皮质和听觉处理区域在内的大脑网络。因为我们的名字对我们来说有相关性，所以会立刻引起我们注意[10]。

在我们的智能手机身上发生的情形似乎是，相关性使之具有了显著性，结果便引起了我们自动注意。无休无止的反复使用以及随之而来的情感奖励，已经把本来由毫不起眼的金属和玻璃做成的这块板子，变成了能自动吸引我们的注意力的物体。自动注意被装配进我们的大脑，因为能帮助我们分配有限的认知资源；我们不需要有意识地引导我们的注意力，在这么做的时候也不需要考虑具体的目标。但是，如果自动注意落到了没有即时目标要实现的对象身上，我们就会从重要的事情上分神[11]。

市场营销人员对此可是心知肚明，他们发明那些花里胡哨的提示音之类的也正是出于这个原因。“花里胡哨”这个词说的就是显著性现象，而那些响亮、尖厉的提示音也确实会从背景音中脱颖而出。嗡嗡声和闪烁会自动吸引我们的注意力，即使没有任何作用。网络新闻标题旁边的“点击诱饵”也同样如此。点击诱饵与搜索信息、阅读新闻的任务无关，但如果这个诱饵做得相当高明，就还是会显得很显著，吸引我们的注 139
意力，让我们从刚开始的任务中分心。脸书的新闻推送就是相关性和显著性相结合的杰作。脸书的算法会确保我们的推送中满是有相关性的帖子——朋友和其他我们很熟悉的信息来源给出的内容，当中也会点缀着一些跟我们真正感兴趣的东西切合的内容。与此同时，脸书的工程师内置了消息通知和视频自动播放等功能，目的是在视觉上脱颖而出，获得显著性。

脸书将显著性和相关性结合起来，这种做法使之具备了强大的令我们分心的能力：我们在对多任务处理的研究中也已经看到，社交媒体尤其让我们的认知功能不堪重负，让我们的任务表现受到了极大影响。但是，会在我们跟他人的关系中，跟我们工作的关系中造成微干扰的认知后果，并不是一定要使用社交媒体才能感受得到。只需要有一部智能手机出现在我们视野中，表明我们有机会使用社交媒体以及智能手机可以提供的其他所有工具就行了，因为这些工具带来的奖励已经让我们在无意识层面上养成了新的自动注意的习惯。

而习惯总是会有后果的。问题在于，我们跟移动媒体、通信和信息技术有关的很多习惯都不那么好适应，会分散我们的注意力，束缚我们的社交技能和认知能力，造成越来越严重的社会脑流失。毋庸置疑，智能手机及其提供的工具有很多好处，这也是为什么手机既有相关性又有显著性。但是，这些好处需要我们付出重大代价。

## 新焦虑时代

在度过了很紧张的几天以后，你独自坐着，突然发现自己心慌气短。你试图阻止这些让人抓狂的思绪。你胸口发紧，甚至可能还有些痛，然后你的手心流汗，心里想着："我是不是心脏病发作了？"你去看了急诊，症状消失了，医生跟你保证说，心脏没事，这是恐慌症发作。

焦虑在临床上定义为，对原本健康的人来说不会极为担心的事情，你却过于担心或恐惧。引发焦虑的信号始于大脑里的情绪中枢，而前额皮质会将其误读为威胁。那些经历着临床定义的焦虑的人，无法把这种信号压下去，也无法重新正确解
140 读这些信号。尽管我们所有人都会经历一定程度的焦虑，但在病理状态下，也就是神经回路明显紊乱的时候，焦虑可能会让人丧失能力。

担心过度是关键所在：临床焦虑症的恐惧程度被夸大了，但这些担心通常也有一些现实基础。例如恐慌症发作的情况，

遭遇恐慌症的人可能会害怕自己是心脏病发作，因为心脏病往往会有类似症状，比如心跳加速、胸口发紧和手心多汗等。有些人在开车过桥或走进电梯的时候会感到极度焦虑——这些行动都极为正常，本不该感到焦虑的，尽管确实也会涉及一些风险。我有些患者患有强迫症形式的临床焦虑症，他们总是会担心自己是不是没关煤气灶、没锁门之类，就算多次确认一切正常之后都还是会忍不住担心。这些患者恐惧的根由是合理的，没有人希望自己的房子着火或是进小偷。其中不合理的地方是，就算知道自己已经采取了足够的预防措施，他们还是会很难让自己放心。

今天，我们生活在一个新焦虑时代，一定程度上这要归功于数字革命。数字革命直接改变了我们的内心生活——我们与信息的关系，我们的身份，我们的心理，最后还改变了我们的大脑。创建、存储、管理和分发信息的新方法不仅改变了我们的工作、生活和娱乐方式，也影响了我们的思想和情绪。我们的前额皮质很难赶上这些变化，焦虑也因此上升了。

美国精神医学学会于 2018 年对全国成年人进行的一项调查，得出了历年来最高的焦虑程度。从代际来讲，千禧一代比 X 世代和婴儿潮一代都更焦虑*，但婴儿潮一代，也就是接受

---

* X 世代是指 1964 年至 1980 年出生的人，而婴儿潮一代指第二次世界大战结束后的 1946 年到 1964 年出生的人。——译者注

调查的年纪最大的一代人，焦虑的逐年增幅看起来最大。精神医学学会主席安妮塔·埃弗里特在谈及调查结果时说：“压力和焦虑增加会显著影响人们生活的很多方面，包括他们的心理健康。”根据美国国家心理健康研究所的数据，美国青少年中焦虑的情况也很严重，有四分之一的男生和高达 38% 的女生被诊断为焦虑症。成年人中，三分之一的美国人会在一生当中受到焦虑症的影响[12]。

今天美国人经历的焦虑症有好几个主要来源，包括健康、安全感和经济状况。“全天候待命”的工作文化让我们无法放松，这些焦虑也因此加剧，而“全天候待命”的文化从很多角度来看都是我们科技生活平衡被打破之后的产物。我们已经看到，在科技驱动下我们随时随地都需要投入工作，这样的
141 生活以及数字干扰让我们晚上睡得越来越晚，也侵占了我们的社交和家庭时间。我们越来越不可能从工作中抽身而出，就算是度假的时候也不例外。实际上，这也是美国人休假这么少的原因之一：2015 年美国人有 6.58 亿天假期没有用掉。为什么不去休假呢？对有些人来说经济压力是重要原因，但就算是有带薪假的美国人，也会把假期束之高阁。原因之一是科技带来的预期——要么在度假期间不时查看工作信息，这事一想起来就让人感到气馁；要么就在回到办公室的时候面对堆积如山的邮件，让休假体验变成一杯毒药。假期要么根本就不是

假期，要么就是充满了焦虑[13]。

因此不必奇怪，2017 年《纽约时报》的一篇头版文章会有这样的标题：《阿普唑仑合众国如今是百忧解国家》。文章指出，大量图书、电视节目、在线评论乃至百老汇演出都表明，这个国家不但抑郁，而且充满焦虑。文化分裂、政治两极分化、气候变化、经济方面的不确定性、信息过载和失去隐私，都让人们对未来越来越担心。推送通知。讲世界末日的头条新闻。充满敌意的推文。文章引用了一位社交媒体顾问的话（这个职业十年前甚至还不存在），他说："如果你是生活在 2017 年的人但是不焦虑，那是你有问题。"同样的话也完全可以用在今天[14]。

## 社交媒体悖论

珍妮弗·加拉姆生活在布鲁克林，喜欢写博客，自陈爱喝咖啡、练瑜伽、逛书店，身兼作家、老师和演说家等多个身份。她对自己对社交媒体的感受也相当直言不讳。她写道："我的自尊心摇摇欲坠时（经常会有这种情形），我对社交媒体就不得不万分小心。在脸书和推特上，对所有人来说一切都总是那么完美，他们所有人的生活都让人惊叹。"她承认自己在跟抑郁症作斗争，而社交媒体让这个问题变得更严重了。

加拉姆对社交媒体上呈现出来的精心编排过的生活抱怨不已：不断有人发孕妇隆起的大肚子、美若天仙的小孩子、永远都在秀恩爱的周年纪念日、幸福美满的一家人开开心心去旅行的照片，以及宣布升职一片欢庆的声明等。在她看来，似乎所有人都在享受所谓的美好时光。她暗自思忖："怎么随时都有人在这些迷人的地方拍下这么多让人感兴趣的照片啊？"
142 她越想越气。"他们都在哪？这些人都不用上班的吗？为什么所有人的生活都比我好过得多？"[15]

到现在我们已经讨论过智能手机、"全天候待命"的工作文化、媒体和科技多任务处理以及网络游戏和网络色情片成瘾对成年人的工作效率和认知能力造成了什么危害。现在我们来具体谈谈成年人的心理健康与社交媒体之间的关系。尽管成年人有成熟的前额皮质，但还是有大量数据表明，我们同样可能会因为滥用和过度使用社交媒体而深受影响，比如让加拉姆越想越气的社会比较就是征象之一。如果你不打算在生活中完全戒掉社交媒体，就需要注意使用社交媒体的时间长度和质量，以便限制社交媒体对我们情绪和心态的影响。

这个问题的核心极具讽刺意味：一种主要目的是想让人们建立社交联系并促进交流的技术，结果却导致社会化程度下降、心理健康问题上升，而社交联系和交流原本是心理健康的两大基础。怎么会这样？这个问题实际上早在智能手机和社交媒体出现之前就已经出现，那还是20世纪90年代末，也就是人们才刚开始蜂拥到互联网上的时候。那时候上网主要是收发电子邮件、写博客，以及在聊天室里和论坛上灌水。至少从理论上讲，这些工具本来是为了帮助远隔千山万水的人更有效地建立联系，让他们能分享想法、建议、新闻和家长里短，这些都是通过相对较慢的数据连接就能传输的内容。

研究人员马上看到了研究个人开始使用网络之前和之后的生活有什么变化的机会，并希望回答一些一直存在的问题：新科技、社会化和人类的基本价值观之间到底是什么关系。1998年的一项早期研究发现，互联网用得越多，与家庭成员的交流就会越少，现实生活中的朋友圈也会越小。作者推测，花在网上的时间正在挤占线下社交的时间。这项研究还发现，花在网络上的时间与抑郁症和孤独感增加之间有关联，这就表明在线社交并不能很好地取代线下的面对面社交。面对这些让人惊掉下巴的结果，他们还造了个词：互联网悖论[16]。

然而数年后更详细的跟进研究得出了一个更难以把握的结论。跟“有钱人会变得更有钱”这个想法一致，使用互联网与外向型的人及社会支持更多的人能得到更好的结果有相关性，而内向型的人和社会支持较少的人得到的结果则会较差。这就表明，我们的倾向，我们的性格、家庭和社区生活的 143
细节，我们的社会经济状况等因素都有助于确定什么才算是有益的上网经历——对某个人来说，既包括上多久的网才是好的，也包括这些上网时间该怎么打发[17]。

一段时间过去，互联网悖论演变成了社交媒体悖论，而研究人员的关注点也转移到了使用社交媒体而非一般的互联网是否会让我们社交更少，并影响我们的幸福感和心理健康。各项研究得出的结论往往没有 1998 年的研究那么确定。这也说得通，因为现在互联网和移动技术的使用要多得多，用户基础要大得多，自主选择的程度也很低。因此我们似乎也不必惊讶，对于社交媒体对成年人有什么影响这个问题，仍然很难达成明确共识。但就算没有共识，关于如何更好地管理我们的在线社交网络，并确保社交媒体不会给我们的心理健康带来问题，我们还是可以吸取一些重要教训。

我们必须认真对待这个问题。下面我们会讨论，有遗传倾向或其他可能患上抑郁症的风险因素的人——比如那些有大量家族史的人、过去受过严重创伤的人，或是有药物滥用问题的人——需要特别注意如何使用社交媒体平台，因为可能会让他们的症状恶化。移动媒体、通信和信息技术越来越有冲击性，加上我们每天 24 小时随时候命的生活方式带来的压力，正在破坏我们的前额皮质，以及前额皮质调节我们的情绪中枢、管理负面想法、准确解读威胁以及抵御越来越多的网络社会比较的能力。这可能会让比以往任何时候都多的人面临更大的抑郁风险，导致抑郁症发病率上升，也更有可能出现最严重的后果。

## 社交媒体与幸福感

有一项研究值得我们仔细看看，是公共卫生专家霍莉·夏加和医生兼社会学家尼古拉斯·克里斯塔基斯做的。尼古拉斯多年来一直在研究社交网络对个人行为的影响，前面我们介绍过他弟弟，儿科医生迪米特里。夏加和尼古拉斯的研究，丰富了关于脸书对心理健康的影响的文献[18]。

他们承认，到目前为止，关注社交媒体对成年人幸福感影响的研究得到的结果喜忧参半。在不好的一面，他们引用的研究表明，使用社交媒体与下列现象呈现出相关性：临床抑郁症和焦虑症的风险增加，亲密的面对面交流被取代，对其他更有意义的活动的投入减少，屏幕时间增加并导致静坐时间更长，144
媒体多任务处理增多，以及自尊心受到伤害。而在好的一面，有些研究表明，社交媒体，尤其是脸书，可以改善我们的情绪和社交关系。对德国和美国脸书用户的一项研究考察了参与者在自己家里和在实验室里的情形，并发现他们在浏览脸书页面时，正面情绪比负面情绪更常见，而他们正在看的人跟自己的社会纽带越紧密，他们就越有可能感到开心。也有大量研究发现，使用社交媒体与抑郁和幸福感之间都没有关联[19]。

但是，这些研究也存在一些问题。首先，其中很多研究都是横向的，也就是说分析的只是单个时间点使用社交媒体的情况，使用情况的影响随时间的变化并没有在结果中得到考虑。其次，大部分研究都依赖于对用户的问卷调查来测量他们的社交媒体使用情况，这种方式往往会让结果产生偏误。对于人们在社交媒体上具体在做什么，这些研究也都缺乏细致观察。最后，跟我回顾总结过的很多研究一样，因果关系并不明朗。那些更容易患上抑郁症的人是不是也更有可能使用社交媒体？这个因素是不是能解释部分结果？

夏加和尼古拉斯在他们 2017 年针对社交媒体和幸福感的研究中做了一些跟其他研究不一样的事情：一项测量实际使用情况的多阶段、纵向研究。他们不是在同一个时间点考察一组人群，而是在三年时间里连续考察了三拨人。这项研究有 8000 多名成年人参与，他们同意用一种工具来追踪他们对脸书的实际使用情况，比如他们的帖子有多少人点赞，点击了多少链接，每天会发多少条状态等，并定期填写心理健康自我报告量表。这项研究还有一个特点，就是会收集跟参与者在现实世界中的社交网络有关的信息。研究人员要求参与者算算他们在现实世界中大概有多少朋友，说出他们觉得跟这些朋友有多亲密，并估计一下他们在线下与朋友一起度过的时间有多长。

尽管现实世界社交网络的强度与总体幸福感呈正相关，花在脸书上和与虚拟社交网络上的朋友互动的总时间却与总体幸福感呈负相关。这些发现在所有三波分析中都成立。有意思的是，尽管影响相对来说都比较小，使用脸书的负面影响却
比现实世界社交网络的正面影响要大。也就是说，大量使用脸 145
书的负面影响在长期过程中可能会超过现实世界社交网络保护性的正面影响。

随之而来的还有两个重要结论。首先，他们追踪了同一群人一段时间，也把现实世界的社交网络包括了进来，因此这项大型研究让我们得以瞥见那些已经在苦苦挣扎的人是否更有可能转向脸书寻求安慰。而这项研究表明，情况并非如此。当然，有些抑郁和焦虑的人会把脸书当成一种应对机制，但观察到的脸书对幸福感的影响并不能由此得到全部解释。在控制了起初的幸福感水平后，研究人员发现，在所有被研究的用户中，使用脸书都与未来幸福感降低的可能性增加有相关性。也就是说，那些一开始幸福感就比较低的人并非更有可能使用脸书并让他们的幸福感进一步下降。第二个结论是，跟最早针对互联网悖论的研究得出的结果一致，使用脸书总体上并没有让幸福感提升。

这项研究令人印象深刻，而关于脸书对总体幸福感的意

义也让我们有了很多了解，那就是意义不大。能看出来有很小的负面影响，而情感上的好处就算对个人来说未必没有，但从人群角度来看并不存在。但还有很多事情需要进一步了解。毕竟幸福感的衡量并没有用在关于心理健康的研究中，因此这项研究并没有解决脸书对临床抑郁症和焦虑症有何影响的问题。还有就是，其他平台呢？脸书或许是最大的，但拥有上亿用户的平台还有很多，脸书只是其中之一。

还有一项研究尝试通过检验抑郁、焦虑与多个在线平台之间的关系来回答这些问题，所考察的在线平台包括脸书、YouTube、推特、谷歌+、Instagram、Snapchat、Reddit、Tumblr、Pinterest 和领英。研究人员调查了 1700 名社交媒体年轻用户（18 岁到 32 岁），发现尽管总体使用情况与心理健康状况无关，但如果知道他们在使用的不同社交媒体平台有多少个，就能相当准确地预估他们的抑郁和焦虑症状。研究参与者使用的社交媒体平台在 7 个或以上的，患上抑郁症和焦虑症的可能性是使用 2 个或以下平台的参与者的 3 倍（该研究已经排除了收入、种族、性别、人际关系状况和教育等其他因素的影响）。这就说明大量使用社交媒体是心理健康问题的风险因素，或者至少也是这种问题有可能出现的预警信号。作者还推测，使用更多社交媒体平台的人也更有可能进行媒体多任务处理，而这么做对注意力和工作效率的负面影响可能也是抑郁症和焦虑症的成因[20]。

这项研究不是纵向研究，没有考察随时间变化的情况， 146
因此我们不能排除更容易抑郁和焦虑的人也更有可能使用多个社交媒体平台的可能性。焦虑和抑郁程度较高的人会不会更长时间使用社交媒体？还是说使用时间更长让他们变得焦虑和抑郁了？要弄清楚其间因果关系，还需要进行更深入的调查。

## 社交媒体会让抑郁加重

乔安妮·达维拉是临床心理学教授，也是人际关系专家。她 2015 年的一场 TED 演讲讲述了良好的情爱关系需要哪些技能，播放量过百万。她说：“我们也许知道良好的关系是什么样子的，但大部分人都不知道怎么建立这样的关系，也没人教我们怎么做；这是一个问题。”她描述了关系良好的夫妇拥有的几项关键的社交技能，以及这些技能对情爱关系和其他关系会产生什么样的正面影响。很显然她对人际关系的力量有很多思考，也希望人们都具备在人际关系中取得成功所需的技能[21]。

2012 年，达维拉研究了另一种类型的人际关系：数字社交关系与临床抑郁症之间的关联。她和同事们认为，这个领域的很多研究要么就是过于狭隘，只片面关注社交媒体的使用，要么就是过于宽泛，只笼统关注互联网的使用。大部分研究都没有把短信包括进去，但这是很重要的交流手段。大部分研究也没有针对个人的心理健康特征进行，但这些特征可能会让有些人面临负面影响的风险更高。为了解决这些问题，她和同事们进行了两项研究。把这两项研究放在一起，就能帮助我们理清社交媒体悖论。两项研究共有 600 名年轻人参与，一项是横向的，只针对一个时间点，而另一项研究是纵向的，历时数周。

达维拉发现，决定社交媒体使用情况与抑郁症状之间关系的，不是在线社交关系占据的时间长短，而是在线社交关系的质量。这两项研究中，在数字社交活动期间（包括短信、即时通信和使用社交媒体）报告的积极互动较少而消极互动较多的参与者，报告的抑郁症状也更严重。如果说这个结果看起来符合直觉，那也理当如此。现实世界互动质量不高也会让人感到抑郁。

在第二项研究中，研究人员比较了朋友和恋人的在线互
147 动和现实世界互动，并证实了上述结论。这里出现了同样的关联：线下报告的积极互动较少而消极互动较多的人，也更有可能报告抑郁症状较多。还有很多研究也都支持这个结论：跟朋友和恋人之间的问题，比如感到被排斥、冲突或被拒绝，都可

能会造成抑郁。达维拉和同事们得出的结论是，数字社交互动可能是成问题的人际关系显现出来并影响心理健康的另一个场所[22]。

达维拉的研究有一个方面很值得关注，就是纳入了反刍思维量表。这里的“反刍思维”是指，抑郁的人往往会想到他们的抑郁症——很多时候都会。有大量证据可以证明，（无论是独自一人时还是跟朋友一起时进行的）负面反刍思维与抑郁症状之间存在相关性，因此思考人们反刍思维的程度与在线社交网络行为是否有关是有意义的。研究团队使用了一份自我报告问卷，评估个人在经历抑郁情绪时，出现各种想法、感受和行为有多频繁。研究初衷是为了量化受访者的反刍思维有多少：他们努力反思近期发生的事情以便理解自己为什么会感到抑郁，会反思到什么程度，以及他们会花多长时间思考自己究竟有多抑郁。该研究还包括一个共同反刍思维量表，用来评估他们跟朋友诉说抑郁情绪的倾向。

有三个结果值得我们思考一下。第一点是，跟过去的很多研究一致，在排除其他因素后，反刍思维量表和共同反刍思维量表得分越高，抑郁症状也会出现得越多。这个结果并不让人感到意外，因为抑郁症的特点之一就是我们的思维会发生改变，包括负面的反刍思维。第二点是，研究人员发现，参与共同反刍思维更多的人，也会更多参与在线社交互动，这表明社交媒体是分享负面想法的出口，而这样宣泄可能会让抑郁症状持续甚至加重[23]。

最后一点是，负面反刍思维更多的人往往负面的在线社交互动也会更多，而在使用过社交媒体后，也更有可能感到抑郁。作者总结道："把这些结果放在一起看就能发现，无论是独自一人还是跟朋友一起，反刍思维的倾向都会在不涉及面对面交流和口头交流的社交活动中表现出来。"反刍思维不是通过面对面交流和口头交流的方式，而是通过社交媒体渠道和移动技术使之成为可能的交流方式展现，例如即时通信[24]。

148 这两项研究表明，对那些有抑郁风险的人来说，社交媒体可能会让他们的状态螺旋式恶化。在线社交网络促使他们过度地反复关注这些问题，而这样的关注又继而导致那些脆弱的人出现抑郁症状。我们都需要小心在意，避免陷入这样的困境，但年轻人特别是女性尤其危险，因为他们身上更容易出现负面的反刍思维[25]。

这里也牵涉到了执行功能。最近有一项涉及 3000 多名参与者的研究综述，显示过量反刍思维与执行功能很弱之间有显著的相关性。具体来讲，那些有过量反刍思维的人在执行功能的两个方面都表现得很差劲：一是抑制，即把分心之事过滤出去的能力；二是任务切换，即快速、轻松地从一项任务切换到另一项任务的能力。这个结果表明，大量使用智能手机和多任务处理等习惯阻碍了前额皮质的发育和正常运行，从而影响了执行功能，让我们出现负面反刍思维和抑郁症状的风险越来越高。这个结论对我们所有人、所有年龄段都成立[26]。

负面反刍思维既是抑郁的征象，也是抑郁的成因，而社交媒体通过助长抑郁的人无法摆脱的负面想法，放大了反刍思维对抑郁症的影响。要想对这一切究竟如何发生有更多了解，我们还是来仔细看看抑郁症是怎么在大脑里兴风作浪的。

多年来，试图用理论解释抑郁症的研究人员一直认为，临床抑郁症的主要认知要素之一，是对无害信息有加以悲观解读的强烈倾向，尤其是如果这些信息跟个人极为相关的话。神经成像研究把这种无休无止的消极思想与杏仁核联系在一起，这是大脑中的皮质下区域之一，与前额皮质深度关联。杏仁核在情绪的产生中起到了重要作用，就我们这里来说可以将其视为相关性监视器。如果我们感到抑郁，杏仁核就会对威胁性刺激变得极为敏感，使负面经历看起来极为相关[27]。

尽管高度敏感的杏仁核对假想的威胁和真实的威胁都会反应过度，但与此同时，前额皮质却没那么活跃——这也是抑郁症的特点之一。受到抑制的前额皮质要想重构和调节对威胁的增强响应就有点力不从心了，这也在一定程度上解释了为什么心理治疗师会专注于重构糟糕的想法，以及为什么事实证明这种干预有临床价值。实质上，治疗师是在想办法让抑郁症患者的前额皮质参与进来，促使前额皮质从更正面的角度解构事件[28]。

149 在这里我们看到的是大脑中又一个失衡现象：杏仁核活动增加，产生了负面想法和情绪，而前额皮质对抗这些负面想法和情绪的能力下降了。我们不再把可能带来负面影响的刺激过滤掉，而是照单全收并过度解读了这些刺激的重要性，然后又反复思量，结果就陷入了负面反刍思维的恶性循环。就好像指挥太累了，无法让管弦乐队的关键成员按时奏出正确的音乐。

事实已经证明，社交媒体会让这种失衡现象加剧。2016年的一项研究证实，负面的在线交流会对临床抑郁症的发病率产生显著影响。研究人员调查了一些年轻人，发现在脸书上的糟糕经历是会导致抑郁的独立风险因素。网络对话中被不想搭理的人搭讪，或说的话被误读，会让抑郁风险增加两倍以上，而网络霸凌和其他“刻薄”的帖子，包括人身攻击在内，会让抑郁风险增加三倍以上。研究人员也发现，在网上经历过大量负面互动的用户，患上抑郁症的风险更高[29]。

考虑到已经知道社交媒体是一种会加剧抑郁症状的机制，我们可以合情合理地推测，我们的数字生活中社交媒体这一方面是抑郁症诊断率上升背后的因素之一。据美国国家心理健康研究院估计，2017年有1700万美国人都经历过抑郁症发作，约占美国人口的 7%。临床抑郁症在年轻人当中更加常见，18 岁到 25 岁的人受其影响的超过十分之一。人们对美国抑郁症的代价的估计各不相同，但有些人认为，如果把治疗成本和缺勤、工作中表现不佳造成的工作效率损失都考虑在内，美国每年需要为抑郁症付出的代价高达 2100 亿美元。而在全球范围内，抑郁症估计影响着 3 亿多人，世界卫生组织也已经把抑郁症列为导致失能的最大单一原因[30]。

抑郁症的发病率在数字时代一直在上升。针对从 2005 年到 2015 年的数据进行的详细分析发现，在此期间美国成年人的抑郁症发病率从 6.6%上升到了 7.3%，也就是多出了 10 万例以上，而智能手机和社交媒体使用的爆炸式增长也是在这段时间内。青少年（12 岁到 17 岁）发病率的增长速度更快，从 8.7%飙升到了 12.7%[31]。

在全球范围我们可以看到类似趋势，有时甚至更糟。根据世界卫生组织的数据，同样在 2005 年到 2015 年这段时间，全球各地的抑郁症发病率上升了 18%，实属惊人。世界卫生组 150
织前总干事陈冯富珍在回应这一增长时表示："这些新数据给所有国家都敲响了警钟，要求所有国家都反省一下他们处理心理健康问题的方法，并以应有的紧迫感来对待这些问题。"[32]

还有其他数据能够表明抑郁症发病率正在上升。根据美国国家卫生统计中心的数据，从 20 世纪 90 年代到 2005 年前后，抗抑郁药物的使用量飙升了 400%。尽管现在很多人使用抗抑郁药物都是出于抑郁症以外的原因，比如焦虑症、神经性疼痛、进食障碍和经前综合征等，但这一增长仍然相当值得注意。很明显，有什么东西正在改变很多人的思想、大脑和情绪[33]。

有这么多糟糕的经历出现在社交媒体公司的平台上，可能会对心理健康造成极为严重的后果，但这些并非完全是那些公司的错——尽管他们确实对此心知肚明，还故意设计出会在用户中激起冲突、恐惧和愤怒的算法，他们应该对这一行径负责。但无论如何，用户应该限制自己使用社交媒体的时间，并尝试把这些时间更加明智地利用起来。说到底，社交媒体不过是一种放大工具。我们给它什么，它就接受什么，并尽可能多地通过咄咄逼人的推送通知、推荐的广告和帖子、自动播放和无休无止的滚动播出，返回给我们同样的东西——一遍又一遍。从这个角度来讲，社交媒体对抑郁的人来说可能是最可怕的噩梦，给他带来的是无休无止、绵绵不绝的反刍思维[34]。

## 人比人气死人

如果想让自己感觉很糟糕，只需要花几分钟时间，想想朋友们的日子比你过得简直好太多了就行了。我们的博客写手、瑜伽达人珍妮弗·加拉姆在脸书上消磨了一段时间之后，也发现了这一点。但并不是说必须要有社交媒体才能认识到这些。伊迪丝·华顿早就知道这一点。她有一部非常出名的作品叫《纯真年代》，她在书中突出展现了有钱人的形象，引发了20世纪20年代的攀比之风。有人认为，“向琼斯家看齐”* 这个说法就是指伊迪丝的娘家——属于纽约上流社会的一个家族，因喜欢炫富而闻名，此举也引发了上流社会邻里之间的竞赛。但是，攀比并不是有钱人的专利。至少从20世纪50年代开始，社会心理学家就已经在用理论说明，人们渴望用他们感觉到的别人的生活质量为标杆，来衡量自己的生活质量，这种渴望与生俱来，也因为这种渴望，一个叫作“社会比较理论” 151
的新学术领域诞生了[35]。

社会比较也并非只是嫉妒的时髦说法。在进行社会比较时，我们可能会体验到多种情绪，取决于我们跟比较对象的关

---

* 美国俚语 keeping up with the Joneses，有“攀比”之意。——译者注

系。比如说，如果我们拿自己跟我们认为社会地位比我们高的人比较（向上的社会比较），我们可能会感到嫉妒，也可能会有积极正面的情绪反应，感觉到被鼓舞或有乐观情绪。而如果我们拿自己跟我们认为社会地位不如我们的人比较（向下的社会比较），我们又可能会感觉到骄傲或同情[36]。

对线下社会比较的研究表明，如果我们认为自己比上不足，我们会更有可能很恶劣地评判自己，遭受抑郁症状和自卑等负面情绪的影响。也有证据表明反之亦然——如果我们认为自己比下有余，我们会感受到更强烈的自尊，焦虑也会少一些。也有研究表明，导致负面结果的并不是我们进行的社会比较的类型，而是社会比较的频率[37]。

社交媒体把这种普遍倾向纳入进来，把自己与他人的比较提升到了一个全新的水平，也对心理健康造成了影响。2018年对韩国脸书用户进行的一项研究发现，心理上的幸福感与他们在脸书上进行的社会比较类型直接相关。那些认为社会比较的帖子能鼓舞人心、唤起同情的用户，幸福感提高了。与此相反，认为社会比较的帖子会引起嫉妒或抑郁情绪的用户，幸福感会有所下降[38]。

阮梅莉 2014 年的时候还是休斯敦大学的博士后，在妹妹的启发下，她研究了在线社会比较的后果。有一个周末，她妹妹待在家里，心情很不好，因为没有受邀参加学校那天晚上的一个舞会。她感觉自己被冷落了，于是决定去脸书上看看自己错过了什么。结果表明，这么做大错特错。阮梅莉在接受《华盛顿邮报》采访时表示："她看到朋友们在发舞会的照片，感觉非常糟糕。她一直在看舞会的信息，而（如果她没去脸书上看的话）她压根儿都不会知道这些。我开始认为，这很可能是司空见惯的事情。"[39]

为了对我们在网络上进行的社会比较的数量和类型有更多了解，阮梅莉进行了两项研究。结果很有意思，她发现负面的心理健康结果跟用户在线进行的社会比较的次数有关，与 152
社会比较的类型无关。社会比较无论是向上的、向下的还是非定向的，都没有关系。她这项研究的参与者花在脸书上的时间越多，他们进行社会比较的次数也会越多，而且社会比较的次数与抑郁症状有明显的相关性[40]。

加拉姆为各个年龄段的人在使用社交媒体时都会遇到的心理健康问题提供了一个也许管用的解决方案：下线。她写道："如果我想要找回一点自尊，我就得把目光从社交媒体上移开，牢牢盯住我自己的生活。我不能在社交媒体上逗留。我必须眯着眼快速扫视，要是看到什么东西会让我有自己不如人家或者是个失败者的感觉，我就必须下线，立刻马上。"[41]

这是个很好的建议。社交媒体研究人员在指出这一点时几乎总是生怕得罪了谁：在线社交网络的不良影响并不一定是在线平台的原罪。但不管怎么说，这些平台设计出来就是为了放大用户的想法、感受和体验，也可能会让我们最糟糕的行为倾向加剧。因此，把更多时间花在社交媒体上往往意味着低质量的经历和互动更多，接触到的会引起反刍思维的负面故事和图片更多，也会有更多令人反感的社会比较行为让我们感到沮丧。社交媒体可能并不会经常让那些没有抑郁和焦虑倾向的人变得抑郁和焦虑，但那些有这种倾向的人在社交媒体上会有相当大的风险。线下世界当然也有自己的刺激因素，但网络世界的刺激汹涌而至、无休无止，很可能会把我们这些本来就岌岌可危的人推向深渊。

## 越来越自恋

在希腊神话中，纳西索斯（Narcissus）是个非常俊美、骄傲又傲慢的人。纳西索斯的故事有个版本说的是，他拒绝了一位名叫厄科（Echo）的仙女的求爱，并因此惹恼了复仇女神涅墨西斯（Nemesis）。小仙女因为求爱遭拒而心烦意乱，再也没有恢复过来。为了报复，愤怒的复仇女神惩罚了纳西索斯。有一天纳西索斯打了一天猎后觉得口渴，复仇女神就诱使他来到一个水池边。纳西索斯看着水池，为美丽的倒影而惊叹，却从未意识到他看到的就是自己，于是深深地爱上了这个倒影。

但没过多久，他的爱变成了痛苦，因为他终于意识到自己的爱永远得不到回应，就像他没有回应厄科一样。在有些版本的故 153
事中，纳西索斯最后在绝望中结束了自己的生命。但在大部分版本中，他最后变成了一朵白色的小花，今天我们称之为水仙（narcissus）。他留给我们的另一样东西，源自他缺乏同理心以及尽管丰沛却很肤浅的自爱，也就是“自恋者”（narcissist）一词。

你肯定见过有自恋倾向的人或十足病态的自恋主义者，后者临床上称之为自恋型人格障碍。跟纳西索斯一样，他们往往非常欣赏自己。他们也往往是喜欢浮夸、外向、过于自信的人，觉得自己干啥都特别有资格，有做出反社会的古怪举动的倾向，对受到吹捧的需求永无止境。很多自恋的人对别人遭受的痛苦缺乏同理心。临床上自恋还有一个更内向的亚型，表现为自尊心很低、自我憎恨、高度焦虑，而这些可能会导致社交孤立。这两种类型的自恋有一个共同点，就是一直在自我陶醉，并因此影响了人际关系。虽然很多自恋的人看起来都拥有正常“运转”的人际关系，但这些关系往往相当泛泛，也主要是为了支撑自恋者的自我。

精神病学家对于如何更好地描述自恋型人格障碍还有一些争论，即便如此，还是有一种定义把这两种类型的自恋统一了起来，说他们都有一种“以维持‘我很特殊’的看法为基础的脆弱的自我意识”。这个定义之所以很有吸引力，部分原因是它把人们的注意力引向了自恋型人格的脆弱本质，以及由此产生的对外部反馈的需求：自恋的人缺乏得到自尊的内部机制，因此需要寻求外界关注、支持和认可。还有什么比无处不在的社交媒体应用程序能更好地让他们收到外界反馈的平台呢[42]？

表明社交媒体网络可能是自恋者的沃土的第一项研究发表于 2008 年。研究人员假定，社交网络给自恋者提供了很容易就能接触到大量受众和近乎即时的反馈的渠道。研究评估了一组用户的脸书页面，以及他们在自恋人格量表上的得分，这个量表在临床上应用非常广泛。独立评分人员根据研究人员猜测可能跟自恋有关的各种因素，给参与者的脸书页面编了码。结果显示，自恋得分高的用户，他们社交网络里的人往往更多，他们的个人描述里自吹自擂的内容往往也会更多。在“吸引力、自我推销和性感”方面，评分人员给这些用户的头像打的分也更高。作者的结论是，自恋在网上很容易识别，自恋者在网上描述自己的方式跟在线下世界几乎完全一样[43]。

154 因此，直觉告诉我们社交媒体是自恋者很好的出口，这个直觉很可能相当合理。但是，自恋与社交媒体之间的关系可能没那么简单。有个问题很关键，就是自恋者是否会特别受到社交媒体的吸引，以及经过一段时间后，社交媒体会不会让自恋倾向进一步增加。也有一些证据表明，美国人现在越来越自恋。

心理学家琼·特文格研究了青少年的代际变化，并把这些变化同网络行为的变化联系起来。她报告称，从1979年到2006年，大学年龄段美国人的自恋人格量表得分显著增加。后一半样本当中，将近三分之二的人得分高于前一半样本人群的平均值[44]。尽管这项研究关注的问题令人印象深刻，但后续关于自恋的研究结论则是说什么的都有，而2006年用社交媒体纪年来看也已经是很久以前了[45]。最近的研究都有什么结论？

一如既往，文献综述能帮助我们了解到，是不是真的正在发生社会变革。2018年的一项综合分析让我们对这个问题有了一定了解。该研究综合了57项关于自恋的研究，涉及2.5万名来自全球各地的社交媒体用户。结果表明，“夸大自恋”（偏外向的自恋类型）与社交媒体使用之间从统计上看存在显著的相关性。具体来讲就是，跟不自恋的人相比，自恋者往往会把更多时间花在社交媒体上，社交媒体上的联系人更多，会上传更多照片，发更多帖，也会对别人的帖子发表更多评论。这57项研究的结论因国籍不同而略有不同，但跟年龄、性别和研究发表的年份都没有关系，具体什么平台似乎也不重要。自恋者无论是在脸书、推特还是别的什么社交平台上，都感到同样自在[46]。

这些发现无比清楚地表明，自恋者使用社交媒体更多。但这里我们还是要面对因果关系的问题。是自恋者更想上社交网站，还是社交网站导致或加强了自恋倾向？

综合分析的作者们认为，两种说法可能都对。就像容易抑郁的人更可能会有负面反刍思维并在网上分享，有自恋倾向的人也同样更有可能被社交媒体平台吸引，而他们在这些平台上的行为又加强了他们的倾向。如果真像有几位研究人员说的那样，自恋是一种谱系障碍，就是说很多人只是表现出有一点倾向，少数人则会表现出所有的临床特征，那么社交媒体
155 可能就是促使自恋症状全面发展起来的完美手段。个中原因很简单：那些发帖更频繁、联系人也更多的人，他们接触到的人也会更多，因此也会得到更多回复。这本身就是一个会促进外向型自恋的反馈循环。社交媒体的算法也往往会强化这种反馈，因为回复越多的帖子会在算法中优先考虑，长期来看出现在推送中的机会也就越多。因此这个机制非常明显，网络自恋会招致更多自恋。

这个问题值得我们警醒，至少有两个原因。首先，社交媒体的结构奖励自恋，因此天长日久，我们在网上很可能就总会接触到更自恋的人和他们发的帖子，并引发更多社会比较。其次，自恋的人越来越多，会让整个社会的同理心下降，人际关

系变得不健康，抑郁症发病率也会增加，所有这些后果实际上我们都已经看到了[47]。

关于社交媒体与自恋的关系，我们还需要进行更多研究，但综合看现有的研究结果，我们还是会发现其中显现的趋势令人担忧。著名精神病学家拉维·钱德拉在《今日心理学》杂志的一篇专栏文章里写道："世界上所有宗教，本质上都是以超越自我中心为目标。然而，社交媒体可以视为自我的一座神殿。"特文格担心"个人主义的阴暗面"正在占据上风："只谈自由不谈责任，只谈人际关系不谈个人牺牲，只谈正面积极的自我意象而不谈现实基础。"[48]

如果我们确实看到了在网络反馈循环的促进下自恋的发生率节节升高，那么天长日久，结果只会每况愈下。自恋者固有的以自我为中心会让同理心变少，进而又助长了偏狭、政治两极分化和人性泯灭。弱势的少数族裔和移民群体可能会首当其冲，他们将承受同理心缺失的最大恶果。然而这个问题很难解决，因为对于自恋型人格障碍，目前还没有一致认可的治疗方法。我们也知道，自恋型人格无论哪种类型，针对抑郁症和焦虑症等其他心理问题的治疗方法对其都不太起作用。这确实是很让人担心的趋势[49]。

自恋与神经的关联也只会让我们更加担心。德国的研究人员考察了患有临床定义的自恋型人格障碍的成年人，并把他们的大脑跟年龄、性别和智力水平都一样的健康成年人的大脑比较了一番，结果发现，自恋成年人的背侧前额皮质和内侧前额皮质体积较小（灰质较少）。他们大脑中叫作“前岛”的一个区域，体积也要小一些[50]。

156 从前面的很多例子我们已经看到，前额皮质较小，也就不太能胜任管弦乐队的指挥，因此这个发现有很多理由让人担心。比如说大脑中的前岛这个区域跟表达同理心的能力有关，研究表明，体积较小、没那么活跃的前岛与同理心较少有相关性。跟这个发现一致，德国研究人员比较了自恋者和健康的对照组，也发现同理心得分较低的人前岛体积较小。这些结果表明，自恋者的大脑在与同理心、情绪调节和注意力控制有关的关键区域上跟不自恋的人有根本的不同[51]。

社交媒体总体上对数十亿用户个人以及对整个社会来说究竟有没有好处，这个问题尚无定论。但相关证据越来越多，我们现在了解的也已经足够多了，理应认识到我们务必谨慎。换一种说法就是，我们应该都会同意，社交媒体跟任何工具一样，既可以拿来行善也可以用来作恶。社交媒体可以增强线下的社会纽带，可以用来建立新的纽带，比如只能或主要在网上展现出来的重要关系。就这些方面来说，社交媒体以及我们用来访问社交媒体的设备都可以给我们提供助力。然而，如果仅仅是这些设备看得见摸得着就能干扰我们的社会纽带，或者如果我们利用社交媒体进行负面的社会比较，沉湎于负面的想法和感受，助长我们以自我为中心的倾向，那么这些工具就会脱离我们的控制。这样一来，这些工具也不再能改善我们的生活和社群，而是会让我们变得更缺少自尊和同理心，也变得更抑郁、更自恋[52]。这也会给我们成年人带来最后一个恶果。

## 孤独蔓延

约翰·卡乔波是芝加哥大学的心理学家和神经系统科学家，一生成果丰硕。他是社会神经科学之父，我年轻时是医学科学家，研究临床关系中同理心的神经生物学和生理学时，就曾经涉足过这个领域，那还是我刚刚开启职业生涯的时候。我经常引用他的工作成果，也三生有幸曾有一次在马萨诸塞州剑桥市与他共进午餐，随后他在麻省理工媒体实验室发表了一场精彩绝伦的演讲。他善良、体贴，对我的研究鼓励有加，举止也非常热情。在职业生涯后期，他把自己非凡的智慧转向了人类的社会关系对我们的生理和健康的影响。在 2018 年英年早逝前，他还写了一部关于孤独的著作。

这部著作是跟科学作家威廉·帕特里克（William Patrick） 157
合著的，名为《孤独：人类本性与社交关联需求》，问世于 2008 年，也就是智能手机革命即将展开的时候。两位作者从进化论的角度考察了社会化和孤独，认为人类不是美国故事中一个个粗犷坚毅的个人，而是人际关系的产物。历史上孤独往往被看作抑郁的一方面，但这种看法忽略了本质问题。如果孤独的人会抑郁，那也是因为孤独本身从根本上讲就和人类的福祉格格不入[53]。

我们在本书第一部分已经看到，婴儿期形成牢固的社会纽带对婴儿发育来说不可或缺，而年幼时牢固的社会纽带会成为我们成年后有益的依恋类型的基础。人际关系对我们这个物种来说也同样至关重要，因为有抚育关系才有家庭单元，有家庭组成的群体才有社群。社群因为相同的语言、文化和历史而不断扩大，现代社会和政治也应运而生。我们这个物种在地球上生存的所有时间里，都一直依赖于牢固的社会纽带。无论是好是坏，这都是我们全面主宰地球的基础。我们的社会关系会造成的影响极其深远，不但影响了我们对世界的认知和我们的行为，最终也影响了我们大脑的生理学结构，甚至影响了我们的 DNA。我们都被装配成了便于连接的样子。

但最近几十年，我们几乎完全偏离了我们进化出来的社交习惯。例如，美国单人家庭所占比例这些年来急剧上升，20 世纪初还仅有大概 5%的美国家庭是只有一个人，到 1940 年这个比例也只是小幅上升到 8%，但到了 2013 年，这个比例就已经攀升到 28%，这表明 20 世纪下半叶社交孤立现象显著增加了[54]。

独居的人未必孤独，但有证据表明，我们越来越能感觉到孤独的刺痛。1980 年有学者估计，无论什么时候都有 20% 左右的美国人会感到孤独。到 2012 年这个数字翻了一倍，达到了 40%。2018 年有一项涉及近两万名美国成年人的研究显示，这个数字达到 46%，其中 Z 世代的年轻人报告说很孤独的最多。孤独的情形实在是太糟糕了，奥巴马和拜登担任总统期间的卫生部部长维韦克·默西甚至将其放入对国民健康和福祉的威胁日益增强的事件之列。2017 年，默西就曾若有所思地说：“我们这个社会建立起的无线网络连接越来越强大，但我们真正的人际关联却一直在恶化。”[55]

卡乔波描述道，孤独就像饥饿、口渴和疼痛，因为人类进化出这些感觉，就是为了告诉我们需要做些什么来照顾自身需求。作为对社交孤立带来的威胁的反应，孤独会在我们大脑中触发恶心的信号。这些恶心信号会促使我们改变自己的行 158
为，让我们的身体和大脑恢复平衡——生理学家称之为体内平衡。我们进化是为了产生社交关联，因此如果我们的生活中没有了牢固的社会纽带，我们就会感到惶惶如丧家之犬或抑郁——这是我们缺乏社会平衡的迹象。

也就是说，孤独是我们的社会自我正在遭受痛苦的指示灯。卡乔波说，“想家，单相思，丧亲之痛，感觉被冷落、被抛弃”，所有这些情绪都是恶心信号的一部分，表明有什么事情不对劲。如果我们感到孤独，我们会觉得自己陷入了麻烦，于是会突然之间进入自我保护模式。孤独的人压力激素水平更高，这是他们的大脑和身体觉得生存受到了威胁的迹象。对孤独者的脑成像研究表明，他们的大脑活动从同理心中枢转移到了视觉皮质，这是另一种进化出来的策略，表明感觉到了威胁。孤独的人在他们周围四处寻找危险。他们很可能不会发现什么危险，但问题不在这儿。问题的关键是，我们孤单的时候，会被装配成认为环境很危险的样子，而我们的大脑和身体也会相应做出反应。

这些深层次的进化反应是在我们无意识中展开的，同时也推动我们改变自己的行为，保护自己。短期内问题往往会消失，可能是因为我们主动解决了问题，也可能是因为我们控制了自己的想法，认识到可能情形毕竟没那么糟糕。但是，如果孤独变成长期的，或无法轻易解决，又会发生什么？孤独可能会像抑郁一样，会自我强化：如果我们高度警惕，四处寻找危险，我们也更有可能看到危险，并最终形成自我否决的思维模式。压力会对自身做出反应，而如果压力变成长期的，就会在日积月累中导致一系列其他心理和身体上的问题[56]。

长期孤独以及相关压力会降低睡眠质量，让身体不再像以前一样健康，让我们更容易抑郁和成瘾，甚至还有可能会让我们英年早逝。对，牢固的社会纽带对我们的生存就是这么重要，所以如果有谁这种纽带缺失，甚至都能很好地预测这个人预期寿命会更短。实际上，长期社交孤立比肥胖以及缺乏锻炼等行为风险因素更加危险。有专家认为，长期孤独的健康风险相当于一辈子当中每天抽 15 支烟，会让过早死亡的风险增加 20%。同时也有其他数据显示，拥有牢固社会纽带的人在给定时间段里死亡的可能性，比牢固的社会关系较少的人低 50%[57]。

社交体内平衡是我们进化了上百万年才得到的一种适应 159
能力，但在数字时代却适得其反。媒体技术并非导致社交孤立加剧的唯一因素，但很容易就能看出，我们手边能用的工具跟我们建立人际关系的需求实在是对不上号。想想新媒体和数字世界给我们客厅带来的一个不易察觉却又强有力的变化：从照着节目时间表看电视转变为观看点播视频。之前几十年，电视内容都是按照严格的节目时间表播出的。家里任何人如果想看某个节目，就只能大家同一时间坐在一块儿看。这种观看方式还带来了所谓饮水机效应——在学校或单位，跟朋友或同事聚集在饮水机那里，讨论前一天晚上的电视节目，我们很多人就是这么长大的。

但现在，这种共同经历越来越少见了。大量新发行渠道，更多宽带和点播节目，以及由专业人士和业余爱好者创作的异常丰富的内容，都意味着看电视这事越来越分化。2002年，美国电视广播公司播出了182个有剧本的节目；2016年，这个数字翻了一倍还多，达到了455个。我们不再和朋友们聊电视节目，而是开始在社交媒体上和博客上对电视节目评头论足。这里面很大一部分原因是，我们都是在按照自己的时间表在线观看，在笔记本电脑、手机和平板电脑上“纵情狂欢”[58]。

要是觉得这个抱怨听起来似乎很奇怪，想想看美国人花了多少时间观看亚马逊、网飞、Hulu和其他流媒体服务，以及在智能电视上点播的传统电视广播公司的节目。电视可能从来都不是理想的创建社会纽带的工具，但至少在过去几十年时间里，电视创造了某种意义上的共同文化和经历。我们花在观看传统电视上的那么多时间，创建了共同经历，引发了聊天的话题，让人们能聚在一起。而现在这一切几乎都已经不存在了，创建社会纽带、进行重要的面对面互动的一个机会就这么没了，我们的孤独也加深了。

甚至还有证据表明，在我们变得越来越社交孤立的同时，我们也会更安然于跟媒体和其他技术互动，而不是人与人之间的直接互动。这是达特茅斯学院和哈佛大学的研究人员

2014年发表的一篇论文的重要发现，结论令人后背发凉。研究人员召集了两组参与者，一组人跟社会比较脱节（很孤独），另一组人的社交网络则很正常。随后研究人员向所有参与者展示了一系列人脸图像，其中一些经过数字技术处理有些变化，因而看起来不像活人，更像玩偶。这一系列图像从真 160
正的人类，一直连续渐变到完全不像人类。

研究人员发现，参与者越孤独，社交上越孤立，就越有可能在数字化处理过、看起来不像活人的图像中看到人脸。论文作者得出结论："在他们努力寻找其他社交主体并与之建立连接的过程中，那些感觉与社会脱节的人实际上降低了'什么是活的'的门槛，会不断地把明确的人类征象出现得并不多的图像看成是有生命的。"[59]

我们越来越多地用以电脑为媒介的人际关系取代面对面的人际关系，与此同时，我们的社交技能和跟他人的联系也降级了，这会带来非常严重的后果。我们反复、冲动、习惯性地，有时甚至上了瘾一样使用着移动媒体、通信和信息技术，而这样的行为会自我实现。这种行为会奖励我们，让我们的大脑朝着无法集中注意力、缺乏同理心、抑郁和自恋的方向发展，最后还会让我们孤独终老。那些容易患上精神疾病的人面临的危险最大，但我们所有人也都面临着感到孤独，降低我们认为"什么是人类"的门槛的风险。有没有什么我们能做的可以阻击这些发展势头？是时候变被动为主动，变消极为积极了。本书第三部分，我们将看看如何在科技和生活之间取得新的平衡。

# 第三部分　重装之后：更好的大脑

# 第八章

# 首先要看到问题

你有个朋友最近变得有点不大正常。刚开始，你也说不上 163
来到底哪里变了。这变化挺难捉摸的，可能是经年累月才形成的。但从某个时候开始，你注意到她说不定啥时候就会勃然大怒。她很容易感到沮丧，看起来不大有同理心，也没以前可靠了。她有时候显得有点自闭，你们在一起的时候，她的注意力会转移到她的智能手机上。她老是盯着手机，就连开车的时候，或者她孩子想跟她说话的时候都挪不开。真正让你注意到她的问题的是，她手机电量不足的时候她有多紧张，而这种事情又经常发生，因为她从来就没放下过那玩意儿。有那么一回，你打算跟她一起去爬个山，结果她把手机落车里了。她浑身上下写满了焦虑，而你跟她说没必要回去拿手机时，她成了火药桶，一碰就炸。

在我们自己身上和我们周围的人身上看到成问题的行为，

从来都不是一件容易的事。看到什么媒体技术行为有问题尤其有挑战性，因为我们所有人都已经习惯了在任何地方、任何环境下看到智能手机、平板电脑和笔记本电脑——而认识到我们与现代媒体、通信和信息工具之间的关系也许会有问题的人，甚至相对来讲都并不多。让我们这个社会敏感起来的办法之一，是提高对风险的认识。这也是本书目标所在。

就个人来说，我们应该擦亮眼睛，注意观察警示信号，这类信号通常都表现为行为上的明显变化。你或者你关心的什么人有没有突然开始把好多好多时间都花在智能手机、某个
164 应用程序或游戏上，沉迷其中不能自拔？你限制了你们家小朋友的屏幕时间，甚至不许他接触屏幕的时候，他会大发脾气吗？你们家即将或已经进入青春期的孩子用社交媒体是不是比以前多好多，要不就是老在不合适、不寻常的时候跟人发消息，比如吃晚饭的时候、上厕所的时候，要不就是在跟你聊着天的时候？是不是有好多你想都想不到的包裹从各路网店寄来，你穿不着的衣服、用不着的各种小玩意儿和器具塞满了屋子的各个角落？所有这些，可能都是你或者你身边什么人的上网习惯正在失控的迹象。

行为变化通常都不易察觉，也可能只是背后所隐藏问题的间接证据。比如说，你也许注意到，你们家那位十来岁的少年好像从来都睡不够，尽管该睡觉的时候他从来都在自己房

间里。要不就是，他大白天的好多时间都出乎意料地宅在自己房间里不出来。可能你也注意到了，你的同事经常上厕所一上就好半天，要不就是来上班的时候看起来已经累得不行。所有这些迹象背后可能都有问题，包括有害健康的技术使用习惯乃至成瘾。对这些情形加以干预并不容易，但解决问题的第一步是发现问题，发现得越早，问题就越有可能成功解决。

技术使用习惯有问题的明确迹象之一是无法让使用减少。你可能意识到了这些习惯正在伤害自己或他人，但仍然无法改变，就算尝试了很多次也于事无补。把一款应用程序删掉并宣称“再也不玩了”挺容易的，只是过不了几天你又会装回去。尽管如此，就算来一次短期的脱瘾治疗也能让问题暴露出来。如果竭尽全力限制使用那些技术结果却导致了暴躁易怒、焦虑等戒断症状，那就不用怀疑问题有多严重了。戒断症状并非成瘾的明确证据，但两者之间相关性很强。

我们需要对那些有心理健康问题或者有让他们容易患上精神疾病的家族史的朋友和亲人特别警觉。成问题的技术使用习惯可能会让已经存在的心理健康问题恶化。而且，那些有敌意或攻击性行为、抑郁、焦虑、药物滥用问题或注意缺陷多动障碍的人，以及那些曾深受创伤的人，发展出成问题的技术使用习惯的风险比一般人更大。所有精神疾病都会在某种程度上影响我们的前额皮质，因此不必讶异，精神疾病也会令成为强迫性的或使用习惯有问题的技术用户的风险增加[1]。

当然，就跟智能手机和网络成瘾一样，人们对其他精神疾病往往也是在默默承受，相关症状很容易被掩盖或隐藏，很难
165 被发现。因此，就算没什么理由怀疑有问题存在，也还是有必要训练自己的同情心和同理心。如果我们希望朋友、同事和家人对我们敞开心扉，告诉我们他们面临的困难，那么需要让他们觉得说出来是安全的。我们可以通过日常的关怀行为来营造友好的环境。但就算这么做了，那些正在苦苦挣扎的人也还是不一定会站出来。如果你拿不准谁是不是正在遭受痛苦，或表现出“出问题了”的早期征象，不要视而不见。去问他们，利用可靠的资源让自己做好知识储备，并寻求医疗建议。

智能手机使用习惯有问题的警示信号

1. 花在智能手机上的时间越来越多
2. 一个人使用手机的时间越来越多
3. 对特定应用程序或设备全神贯注
4. 对其他活动失去兴趣
5. 越来越暴躁、焦虑或抑郁
6. 试图不让别人知道自己在用手机
7. 尝试减少使用时间或改变行为，但没能成功
8. 没有手机可用时表现出戒断症状
9. 社交互动和重要人际关系受到干扰
10. 学习成绩下降或工作表现受到干扰

有害健康的行为习惯或成瘾最明显的迹象是，生活当中某些重要方面开始脱线。然而这些迹象往往来得太晚，在问题已经完全确立因而更难解决的时候才会出现。孩子们开始走上对媒体技术成瘾的道路时，他们通常会回到社交孤立的情形，并在跟朋友和家人相处时变得更加好斗。他们的学习成绩会下降，在学校还有可能会出现其他问题，比如迟到，比如上课的时候睡着。而成年人这边，有成瘾问题的人会因为忽略了朋友和家人的需求而让很多人际关系都濒临破裂。他们在工作中也往往会变得没有以前高效了，原因无非是走神或者疲劳。他们也可能会上班迟到、上班时睡着，因为夜里很晚都在网上看视频、打游戏、发帖。有些极端情形下，青少年和成年人可能会寻求用酒精、大麻或其他毒品来自我治疗，好逃避过度使用媒体技术或戒断反应带来的焦虑和抑郁。

## 健康吗？ 166

心理健康专家花了很多时间讨论并研究病理性大脑状态的迹象、症状和神经生物学特征。但有时候我们过于关注有害健康的定义，结果甚至忘了去问一个同样重要的问题：健康的心理是什么样子的？

西格蒙德·弗洛伊德是精神分析学派的创始人，据说曾有人问过他一个类似的问题，而他的回答是，健康的人理应能“爱和工作”。我在学精神病学的时候读到过更有感染力的一句话：“爱和工作是我们人性的基石。”我们不知道弗洛伊德到底有没有说过这样的话，但这个说法为心理健康提供了一个简单的基准。按照对这个观点的一种理解，心理健康的人至少会保持少量有重要意义、互相关心的社交关系（邓巴提到的核心小圈子），并能够用他们的时间做一些有益的事情。这些事情可能是有偿或无偿的工作，而对孩子们来说通常就是功课、体育运动或别的什么课外活动。生活当中的这两个方面如果有任何一个出了差错——如果无法维持少数几个牢固的社会纽带，或是无法从事某种有重要意义的工作——那可能就是成问题的行为习惯或成瘾表露出来的征象。

爱和工作需要有健康的前额皮质来进行情绪调节、做计划并集中注意力。我们可以也理应有更多向往。但是，只要我们每天都在工作、学校和个人生活中使用智能手机，我们还是需要有一些最低标准来保持健康的科技生活平衡。所以记得问问你自己：技术是在帮助你前进，还是成了你的拦路虎？我们都应该至少能指出一些我们参与其中的令我们满意的人际关系才行。最好我们也全都能说，我们把技能应用到了工作中，我们的工作也为生活增添了知识和意义，为我们这个社会变得更好贡献了一份力量，而无论这些概念怎么定义。你跟技术之间的关系健康吗？如果这些关系能让你实现上述目标，那就是健康的。

## 树立目标

当我们感觉到手机消息提示音的吸引力时，查看一下手机立即就能带来奖励，尽管也会需要付出一些代价：跟朋友的聊天被打断，或是从手头的任务中分心。抵挡住查看手机的冲动，继续跟朋友聊天或是干活儿，并非总能带来同样立竿见影 167
的奖励，而是恰恰相反，牢固的人际关系和成功完成工作或课业的成就感所带来的奖励总要过一段时间才会到来。我们大都喜欢立即得到满足，而不是板凳甘坐十年冷，享受多年以后的成功。不过也有一个办法能控制我们自己，让我们把诱惑放到一边而不至于感到难受，那就是在心中树立一个目标。你把立即就能得到的奖励放到一边是想要实现什么，又怎么才能知道你已经实现了呢？目标会让你更有动力，也更愿意行动起来。如果我们在考虑要改变以前的行为习惯或形成新的习惯，而这些习惯的益处可能不会在短时间内显现出来，那么树立目标就特别重要。

行为心理学家列出了正确树立目标的几个步骤，可以帮助我们养成新习惯。第一，需要明确并恰当地界定目标。如果你是想做一件非常困难的事情，比如克服一个非常顽固的习惯或瘾头，你是在要求大脑把它明显更想要的东西放在一边，换成其他看起来与之相冲突的结果。这时候，奖励中枢的吸引力——渴望——比起知道你正在努力重新获得控制权而产生的小小满足感来说，要强有力得多。要克服这个挑战，我们就需要以能提高成功机会的方式树立目标。研究人员在此发现，用正面积极、以结果为中心的语言来界定目标往往最有效。别跟自己说你想避免什么——“和朋友、家人在一起的时候我想少看点手机”——而是跟自己说你想要实现什么：“我想拥有更好的人际关系，也希望工作起来更有效率。”[2]

第二，你在心理上要意识到自己的目标，并知道现在的行为是否与这些目标相符。虽然很多习惯在形成的时候我们都并没有意识到，但我们还是可以留意我们的行为和意图。心理意识是养成新习惯的关键，因为我们想要的行为必须反复进行，才能形成持久改变。不断重复会让我们一直接触能强化新习惯的背景触发因素和环境条件，日积月累，大脑里的奖励中枢就会被重复动作重新训练成我们想要的样子。到最后就是纹状体介入，到那时我们希望养成的新习惯就不再需要我们有意识地控制了。这时更有益健康的习惯就取代了之前破坏性的习惯，我们也成功实现了目标。但在行为改变过程刚开始的时候，新习惯尚未成为习惯，还不是自动自发的。因此，早期我们必须依靠前额皮质一直监测我们的情况，并在我们更好的判断方面进行干预。这就是心理意识的本质。

第三，在一个对你来说有重要意义的日子开始追逐你的 168
目标。事实证明，时间上的重要节点能帮助我们实现目标，这也解释了为什么大家那么喜欢许新年愿望。研究表明，在生日、假期第一天、从学校毕业后的第一天或其他有重要意义的日子开始追求新目标，会激励我们接受挑战。这就是所谓的"新起点效应"[3]。

第四，我们要留意可能使我们倒退的情况，并为此做好准备。很多情形都会削弱我们追求未来奖励的动力，并把我们推向我们拼命想要避免的默认行为。压力、负面情绪和无处不在的诱惑，都在考验我们。如果需要反复面对这些令人望而生畏的困难，我们的动力和自制力可能都会消散。就像用得太多感到疲劳的肌肉一样，前额皮质也可能会在克服不良习惯的挑战中退缩，消减我们的斗志。这也是为什么如果感到疲惫不堪、压力过大或精力耗尽，我们就会回到老路上。从不良习惯中马上得到奖励，比起养成新习惯、期待着在未来得到奖励来，心理上需要付出的努力要少得多[4]。

我们当然不要给自己太多借口，但我们也确实需要认识到，戒除不良习惯或成瘾行为会很难，我们的努力也有可能会失败。这很正常，也在意料之中。改掉不良习惯意味着要解决我们已经在这个习惯上面投入的极为庞大的神经成本。移动媒体、通信和信息技术的使用习惯是通过每天重复几百次、日复一日很多年的行为养成的。就算我们意图非常好，就算我们目标很清楚，界定也很明确，要想改变仍然会很困难。

因此也不必奇怪，研究表明，一年后还没被丢掉的新年愿望还不到一半。实际上，不良习惯主宰我们的可能性相当高。有一项研究综述回顾了六十多项关于习惯和目标意图的研究，结果发现如果目标相互冲突，习惯往往会存续下去。也就是说，已有的习惯往往会战胜我们最好的意图[5]。甚至有研究表明，触发习惯反应——比如跟朋友在一起的时候或开车的时候去看手机——会减少我们心理上想到其他选项的机会，比如把手机放到一边不去碰它的意图。也就是说，强烈的习惯会迫使我们以一种会减少考虑基于新目标或新意图的替代行为的可能性的方式处理信息[6]。

好消息是，万事开头难，后面会越来越容易：有意执行一段时间后，能让我们受益的习惯就会像以前的不良习惯一样
169 在我们的大脑中建立起来。在养成新习惯的同时，我们也需要记住，就算有时候我们压力很大、精疲力竭，只想放松一下，做些轻松的事情，也一定不要回到老路上去。而如果我们已经养成更健康的习惯，那么轻松的事情就是这些新习惯了。克服

不良习惯需要决心、意志力、清楚界定的目标，通常还需要朋友、家人和专业护理人员的支持。但天长日久之后，按新习惯行事就不再需要这些了。科技与生活之间的平衡极为稳固的人，自动就会对消息提示音充耳不闻[7]。

烟瘾就是个很能说明问题的例子。如今吸烟的危害早就不是什么秘密了。吸烟会导致肺病、心脏病、癌症和早逝，二手烟还会危害他人健康。大部分烟民都知道这些，可能这也是绝大多数烟民都想戒烟的原因。但是，想自己戒烟的人有90%一开始都失败了，这也是有原因的。尼古丁和跟吸烟有关的行为非常容易成瘾，而促使烟民点起一支烟的渴望来自对环境中诸多刺激因素的响应，包括压力和负面情绪[8]。

但是，有将近40%的烟民在采取策略而不是仅凭意志力之后，能戒烟相当长一段时间。他们采取的策略包括设定明确的戒烟日期，获得亲友支持，以及把跟吸烟有关的各种物件都丢掉。如果跟所谓“诱惑捆绑”结合起来，这些策略还能更加成功。“诱惑捆绑”是利用不良习惯的力量来培养健康习惯的一种办法，大体上就是尝试把现有的奖励通路跟一种新的无害的刺激联系起来。有些烟民会把他们原本会花在抽烟上面的钱拿个罐子存起来，看着这笔钱越来越多，这样可能会形成一个很强大的动力：毕竟金钱刺激的奖励中枢跟毒品是一样的。也有些烟民会训练自己在想抽烟的时候去捏压力球或含一根棒棒糖，通过其他方式来让手和嘴巴不会闲着。还有些想戒烟的烟民会设想他们的儿子孙子已经长大的遥远未来，以此激励自己戒烟，因为如果他们戒不掉对尼古丁的瘾，那样的未来他们可能就无法与闻了[9]。

大部分烟民都会发现，身边的人都强烈支持他们戒烟的目标。这是尼古丁成瘾和媒体技术成瘾的不同之处，也是媒体技术成瘾更难戒掉的原因之一。前面我们也说过，媒体技术成瘾和使用智能手机的不良习惯往往难以看到或很容易隐藏，
170 因此我们的亲友可能都不会意识到我们在与之抗争。而且技术成瘾会让人孤立，支持我们戒掉这些的人也往往更少、更不可靠。这种情形很悲惨，因为对实现科技和生活平衡的目标来说，亲友的支持至关重要。事实上，我们大部分人在生活中都离不开移动媒体、通信和信息技术，这事不可能一蹴而就。因此这一路上会有很多时候，我们一不留神就会回到老路上去。如果能争取到朋友和家人的帮助，在这条路上前行会容易一些。这些问责伙伴能让我们认识到实现目标有何价值，并一路上为我们提供帮助。我们怎么都看不到明天的奖励怎么会超过今天马上就能得到的满足感时，问责伙伴可以把他们的前额皮质借给我们，让我们重新把注意力放在坚持下去就会得到的那么多好处上面，帮助我们在此时此地控制住自己。

最后一点是，为了让我们的行为习惯发生实质性的转变，

我们需要制定适中的目标，并认识到我们也有局限性。极限运动员的经历就可以说明这一点。研究表明，很多极限运动员刚开始的时候跟你我一样没什么特别之处，但他们会一门心思、心无旁骛地勤学苦练。他们每次都会进步一点点，每次通常是4%的增幅，他们对自己能力的挑战也维持在这个比例。也就是说，极限运动员不是什么普普通通的张三李四设了个明儿一大早起来跑个超级马拉松、登个雪山或屏住呼吸老长一段时间之类的目标，极限运动员在他们的能力水平允许的情况下，会每次进步一点点，并日积月累下来，让自己的能力得以提高。我们集中精力实现最大效率的能力，取决于任务难度与我们执行任务的能力之间的一种非常具体的关系。如果难度太大，恐惧和焦虑就会压倒我们，而我们也会转而寻求替代方案；但如果任务太简单，我们又会感到无聊，会走神，仍然会去寻求替代方案[10]。

跟马拉松运动员的腿部肌肉一样，人类的大脑也会感到疲劳，但其能力也可以通过大量努力和重复来增强。我们的大脑中每天都在形成更多神经元（神经发生）和新的连接（神经可塑性），无论是好是坏，我们都在不断重装我们的大脑。改变是可能的，但不会在一夜之间发生。挫折也在所难免。跟刻苦训练、日拱一卒的精英运动员一样，我们需要学会专注，专注于当下，同时培养能在未来产生奖励的新习惯。

下一章我提供了十条经科学验证相当站得住脚的建议，为打造科技与生活之间有益健康的平衡、养成新的数字素养尽一份力。为了更好地激励读者，对每一条建议，我都给出了
171 一些证明了遵循该建议、达成目标有什么长期价值的研究。这是意志力之外的十条策略，不是你在其他著作或网络文章中可能会读到的那种陈词滥调或者会让你“大脑短路”的内容。所有建议都旨在加强前额皮质，让我们脑子里的交响乐指挥能更好地工作。

# 第九章

# 科技生活健康平衡十规则

本书最重要的关注点是，在数字时代实现个人幸福的挑 172
战。不过在转向提出建议时，我还想指出改变我们与移动媒体、通信和信息技术之间关系的另一个推动力。健康的前额皮质确实对我们有好处——意味着工作效率更高，社会关系也更牢固。但这些也对整个社会都有好处。我们需要强大的社群，大家都各有所长又足够成熟，这样才能应对我们面临的无数社会、政治和环境挑战——气候变化、全球大流行病、政治分歧、种族主义、收入不平等……这些不过是最紧迫的几个例子。改善大脑的健康状况，减少精神疾病死亡人数，培养更好的人际关系，会让整个社会的幸福感都大为提升。但要做到这些，我们需要一些明确的规则——在里程越来越长、结构越来越复杂的信息高速公路上设立一些限速标志和路牌。我们得学着不要每一处痒都去挠，也不要对所有信息提示音都闻风而至。

## 一、停止多任务处理

设想一下，你可以迅速提高你的工作效率，改善你的注意力，以更有意义的方式与朋友和家人交流，最终给你更幸福、更充实的生活。是不是听起来也太美好了，简直不像是真的？实际上对我们当中的一些人来说，确实有一个非常清楚的补
173 救措施。数十年来的研究表明，多任务处理让我们的信息处理速度、准确度和效率都下降了。跟轻度媒体与技术多任务处理者相比，重度媒体与技术多任务处理者更容易分心，在任务之间有效切换时也更容易出问题。重度多任务处理者身上更有可能出现过滤失败和自动注意的情形。

要改掉这种破坏性的习惯，我们需要留心多任务处理的诸多诱因。日历上的提醒、即时消息和大量通知在工作场所简直太常见了，在学生当中也越来越司空见惯。这些都会造成多任务处理。微软公司曾有一项经典研究发现，在自己的电脑上独立工作的员工，如果有什么提醒打断了他们正在进行的主要任务，由此引发的第二任务平均会花掉他们将近十分钟时间。很多时候，这些微软员工打断主要任务、花在这种分心任务上的时间每天超过两小时[1]。

也许因为这是微软做的研究，所以作者提出的解决方案都是软件层面的。比如他们发现，在进行多任务处理时，如果用户仍然能看到含有最初被搁置任务的窗口或应用程序，他们会更快回到这项任务——因此他们建议的解决方案之一是，在工作电脑上安装软件，提醒用户在离开一段时间后返回原来的工作界面。但对我们大部分人来说，行为方面的策略更管用：在工作或学习中从事重要的或认知要求很高的任务时，把所有文档、邮件、日历程序和任何有可能发送通知或自动提醒的其他应用程序都关掉。

对那些想要改变这个习惯的人来说有个好消息：单任务处理的奖励相当可观、显著，而且几乎立竿见影。如果从多任务处理切换到单任务处理，我们很快就会发现自己变得更专注、更有效率，对他人也更留意了。如果你正在智能手机、平板或电脑上做不止一项任务，你可以暂停一下问问自己：这么做值得吗？你是不是牺牲了另一些更重要的目标和人际关系，甚至是你自己或别人的安全？心理意识在这种情况下就是状态意识。我们需要提醒自己注意多任务处理的后果，以及注意力更集中、工作效率更高、社会纽带更牢固会带来的奖励——只要我们开始一次只做一件事，这些奖励马上就能得到。

单任务处理的新习惯意味着，学习时把智能手机放到一边；工作时关掉邮件、社交媒体和新闻推送；跟朋友和家人在

一起的时候关掉通知并把手机放到看不见的地方。这么做并
174 不是说要少用移动媒体、通信和信息技术，但很多时候确实是会有这样的结果。这么做的真正用意是，更聪明地使用这些技术。

研究表明，我们很多人都无法单凭意志力就不再进行多任务处理。口袋里的超级计算机给我们带来了无数诱惑，我们因为这些诱惑已经养成了那么多习惯，不可能独善其身。因此，我们可以先通过去除一些干扰因素来应对。关闭手机上的通知就是为了这个。我们也可以开始养成自己的数字礼仪，要求朋友和家人只要看到我们在不恰当的时候从口袋里掏出手机，就提醒我们把手机收起来。

彼得·布雷格曼写了本书叫作《你其实不用这么累》，他把这种干预比作奥德修斯把自己绑在桅杆上。这位传奇般的希腊士兵经历了十年战火的洗礼，走在回家路上。他知道，自己的身体和精神都已经透支到了极限，因此会无法抗拒在回到妻儿身边途中遇到的塞壬女妖的歌声。他明智地事先把自己捆在他那艘船的桅杆上，免得自己跳进诱惑的怀抱。布雷格曼说："创造一个让你倾向于去做你想做或不想做的事情的环境，比光是运用意志力要有效得多。"[2]

用日历来给你的单任务处理制定规划。把待办事项写进日程表，为专心工作留出专门的时间，这么做有两个好处。首

先，你设定了明确目标，并决心在特定时间完成这项任务，让事情真的这样发生的可能性就增加了。其次，这么做可以把这项任务从你脑子里的任务清单上去掉，你工作记忆的压力会因此减少。这样一来，你的前额皮质就能腾出手来，去完成其他任务。

## 二、选择“为错失开心”而非“为错失伤神”

手机上每一次响起信息提示音我们都会有去查看手机的冲动，向这种冲动投降会马上带来奖励。很多人认为，习惯性地查看通知、关注社交媒体的主要驱动力之一是错失恐惧症，也可以说是“为错失伤神”。最近有一项研究发现，错失恐惧症与成问题的智能手机使用习惯之间有明显的相关性，也就是说错失恐惧症得分较高，就更有可能养成与社交媒体有关的不良习惯。所以，如果把“为错失伤神”改成“为错失开心”，就能得到真正的好处[3]。

把“为错失伤神”改成“为错失开心”，就是把冲动换 175
成自我控制。自我控制的长期好处相当可观，快乐也值得等待。但要是很容易就能说服我们自己这么做，要是习惯改变起来很容易，也就不会有错失恐惧症这么回事了。

虽然是我们与媒体技术之间支离破碎的关系以某些方式

助长了这种特别的焦虑，但错失恐惧症并不是数字时代的什么新奇特征。严格来讲，错失恐惧症是学者们思考了很久的一个老概念的新形式：延迟贴现。延迟贴现说的是奖励如果延迟到来，那么这个奖励在我们心目中的价值就会下降（贴现，或者说大打折扣）。因此，我们往往更喜欢较小但马上就能到手的奖励，而不是较大但是要耽误一阵才能得到的奖励——比如说，我们更愿意马上拿到手 50 美元，而不是下个月到手 100 美元。从经济学角度来看，我们是把承诺下个月会兑现的奖励的价值打了个折扣，贴现了，因为我们认为等待是有风险的。如果承诺到时候不能兑现怎么办？这种不确定性可能会让我们付出重大代价。我们认为的风险让下个月到手 100 美元的提议感觉起来就像今天会拿到 49 美元一样，这就是贴现率。所以，选择现在铁定能到手的 50 美元，放弃后面会拿到更多钱的可能性，好像也挺合情合理的。

短期和长期回报之间的这种冲突在人类的很多决策中都会出现。我们会经常面临这样的选择：一边是今天很容易就能得到的奖励，一边是等待一段时间后才能得到的更大的长期利益。好友约你去一个聚会，但你明天有一场重要考试。你是去参加聚会呢，还是继续好好看书，然后早早上床睡觉？你是应该买一辆新车，还是为孩子上大学和自己退休把这笔钱存下来？你知道自己应该多运动运动，但你又饿又累。你是会去健身房，还是会就着一包薯片看场电影？这样的情景我们可以列出很多，也涉及我们面对的个人的和共同的一些最最重要的决定——会影响我们身体和心理健康的决定，包括是健身还是成瘾，乃至一些社会问题，比如是否要应对气候变化以及如何应对[4]。

在面对需要在今天的即时奖励和明天的延迟奖励之间做出抉择的情景时，我们赋予未来那份好处的贴现率是那份好处与眼前的即时奖励之间相隔的时间（这里的时间代表了不确定性）以及我们给这两个选项赋的值的函数。因此，每个人的选择都会有所不同。很容易想象，放弃买新车选择给孩子存钱上大学的人，也可能会不去健身房，屈服于薯片和电影的诱惑。而我尽管可能不认同学生选择去参加聚会而不是继续学习，但对这个选择也不会有多惊讶。贴现率有年龄效应：年轻人前额皮质不够成熟，与健康成年人比起来，贴现率往往会 176
更高。但成年人的决策也不是说就板上钉钉了，就算在成年人里面，贴现率在适当情形下也会很容易受其他因素影响。我们可能会在别的力量推动下行事，有时是有意识的，有时则是无意识的。

卡罗利娜·伦珀特是研究决策神经科学的实验心理学家。我是在一次会议上认识她的，那时她正在讨论她关于贴现率可塑性的研究。我问了她两个与智能手机使用习惯有关的问题。第一个问题是，我们能不能把沉迷于查看手机不能自拔的习惯解读为一种贴现？也就是说，我们是不是在用更专注、更高效、更亲密的长期奖励，换取查看手机的即时奖励？回答是肯定的：智能手机的使用习惯符合贴现模型。

第二个问题是：如果贴现率是可塑的，那么人们能学会可以改变智能手机使用习惯的策略吗？答案仍然是肯定的，但有一个注意事项。伦珀特解释称，我们的智能手机提供的那些奖励，比如点赞、新闻更新之类，在有些重要方面跟实验室环境下研究过的那些奖励不一样。如果你要求研究参与者不要拿今天的10美元，等到下周再拿20美元，这个人会花点时间考虑一下该怎么选。但智能手机上的行为很不一样，已经变成了自动自发的。智能手机提供的触发非常强大，我们做出回应时往往都没有经过任何有意识的考虑。推送通知和社交媒体的结构极为有效地利用了我们对短期奖励的偏好，因而选择对我们更有利的长期奖励变得极为困难——比在实验室的人工环境中选择更好的长期奖励更难。好吧！我们知道改变习惯会很难。但伦珀特还是告诉我：“任何也许能让人们以未来为导向，或能让人更三思而行的策略，都理应对这两种类型的决策都有效。”

伦珀特研究过的重要策略中，有一个就是利用框架效应。这里的“框架”是指把决策以什么样的方式（在什么样的框架下）呈现在决策者面前。市场营销人员、律师和专业推销员经常利用框架效应来分别影响消费者、陪审员和潜在客户。举个例子，假设有个陪审团必须裁定被告是否造成了致命车祸并因此有罪。关键证据是一段拍到了这起事故的监控视频。一位律师可能会这么问陪审团："你们觉得这两辆车互相接触的时候速度有多快？"另一位律师可能会这么问："你们觉得这两辆车相撞的时候速度有多快？"当问题以第二种方式呈现时，人们会倾向于认为速度更快，尽管案件事实并没有改变。177
同样，营销人员也知道他们应该说"我们的产品对改善您的外貌80%起效"，而不是"我们的产品在改善您的外貌时十次有两次会失败"[5]。

让做决定的人偏好长期好处的一种方法是，把决策呈现为是在今天的非常小的好处和未来的大得多的好处之间做选择。也就是说，做决定的人不但要知道长期奖励比短期奖励大得多，也同样需要知道，短期奖励带来的好处真的就是毛毛雨。有不良社交媒体使用习惯的人得知道，别浪费那么多时间，别老是分心会提高他们的专注能力，在工作上表现更好，并形成更牢固的人际关系——这些结果都会产生巨大的深远影响。但他们也同样得知道，放下手机，对社交媒体的通知视而不见，这么做所放弃的东西实际上一钱不值。对他人生活中的鸡零狗碎了解得没那么多不是什么大不了的损失，因为这种知识不会让你觉得更幸福。

伦珀特还有个与此相关的建议是，用大量与延迟奖励的价值和好处有关的细节来呈现延迟奖励。这么做有助于把长期目标放在首位，迫使我们花更多时间去深入考虑未来的收益，也已经有事实证明，这么做能减少冲动。你是不是正在努力实现一个学习上或工作中的特定目标？你想不想克服障碍，与朋友、亲人或亲密伴侣建立起更牢固的关系？仔细设想一下这个目标。设想一张全优的成绩单，想想只要你当之无愧地拿到这份成绩，你的生活和责任会发生哪些具体的变化。想象一下你真心在乎的人对你说“谢谢你”或“爱你哦”的时候，他们的笑脸和甜美的嗓音。

需要考虑的另一个因素是我们对时间感知的偏误，这会让我们在今天做出未来的自己不愿做出的选择。值得我们关注的是，有研究证明海洛因成瘾者思考的时间跨度非常短。我们说过，前额皮质对我们想象未来情景的能力来说极为关键。海洛因成瘾的人大脑受损，他们能看到的未来通常只是未来几天，而不是健康人通常能看到的未来几个月乃至几年。这表明成瘾会对我们的时间感知产生强烈影响，从而极大影响贴现率，使天平向短期奖励倾斜[6]。

好消息是，我们对时间的感知可以通过框架效应来改变，
178 关键是人类在前额皮质帮助下运用远见的能力。事实证明，如

果我们考虑的未来那段时间是我们想象得到的，我们往往会更有耐心，而要想做到这一点，部分做法是想象跟未来的自己有关的一些细节。多花点时间好好设想一下未来的自己，不但会让我们一直把未来的奖励放在心上，也会让我们一直把未来本身放在心上：如果我们思考的时间跨度拉长了，更容易想象未来的事，我们就更有可能接受更大但有所延误的奖励。

伦珀特最后介绍的框架工具跟决策制定者的情绪状态有关。我们讨论过负面情绪和压力会影响我们的自制力，让我们更倾向于形成不良习惯和成瘾行为。恐惧等负面情绪也会强烈刺激贴现，让我们偏向于短期奖励。与此相反，正面的情绪状态，比如感恩和感激之情，已经证明会让人们对延迟的物质奖励更有耐心。因此，为了防止破坏性的贴现，我们需要学会用良好的方式处理压力和负面情绪。建议之一，就是有意识地选择“为错失开心”而非“为错失伤神”。如果能意识到我们正在经历错失恐惧症，就有机会把恐惧重新解读为开心。告诉自己错失也会带来好处并不能保证你会做出正确决定，但这里的意思是，要对我们的心理状态足够留意，这样我们才有回旋余地，让自己有机会做出更好的选择[7]。

心理学家、神经系统科学家和行为经济学家在这方面已经取得很大进展，对贴现和决策的神经生物学机制有了很多了解。现在要是告诉你，神经成像和其他研究一致表明，前额皮质在这里面发挥了重要作用，你应该不会有多惊讶。研究表明，在有药物或酒精成瘾、注意缺陷多动障碍、品行障碍、反社会型人格障碍和边缘型人格障碍的人中间（这些问题全都涉及前额皮质），贴现率很高的大有人在，也就是说他们更会在冲动之下做出选择。实际上脑成像研究已经证明，前额皮质与跟贴现有关的神经网络之间的连接的密度可以用来预测贴现率。这些发现还很初步，但也相当令人兴奋。有可能到某个时候，我们会仅凭我们对大脑的了解就能找出，哪些人做出糟糕的贴现选择的风险更大[8]。

最后要说的是，认识到对未来的奖励会大打折扣的倾向也不是说就无法改变了，就连最冲动的人也可以学着把“为错失伤神”改成“为错失开心”，能认识到这些，也可以让我们受到鼓舞。大脑的神经可塑性和神经发生让任何年纪的人
179 都可以重装——无论结果是好是坏。尽管预防和早期干预始终是应对不良习惯最方便的办法，但因为我们有能力重装大脑，把不良习惯改成良好习惯仍然是有可能做到的。如果上面描述的某种干预策略没起作用，那就换另一种试试。有很多事情要做：重新阐释现在到未来的奖励到来之前的时间感知长度，将目标可视化，把未来的奖励描述得越详细越好，强调未来的奖励有何价值，以及应对负面情绪和压力。所有这些策略都能帮助人们做出更好的选择，包括对手机或平板电脑里塞

壬女妖的歌声充耳不闻，转而选择未来能得到的好处，即便眼下沉迷于上网会让你感觉更好。

## 三、好好管理自己的社会认同

在莎士比亚的《皆大欢喜》中，女主人公罗瑟琳因为害怕叔叔迫害，伪装成青年男子逃到了附近的森林里。后来，她继续用这套伪装来教自己芳心暗属的奥兰多怎么变得更有爱心、更体贴人。奥兰多并没有发现罗瑟琳的真实身份，一边被骗一边听课学习。罗瑟琳在旅途中碰到了一个配角，他说出来的一个见解后来变得非常有名："全世界是一个舞台，所有的男男女女不过是一些演员。"

三个多世纪后的1956年，社会学家欧文·戈夫曼借用了莎士比亚的观点来引入自己的社会认同理论。他的著作《日常生活中的自我呈现》(*The Presentation of Self in Everyday Life*) 后来产生了巨大影响力，在这本书中，戈夫曼凭借莎士比亚戏剧的意象和设定，用来比喻人类如何在社交互动中展现自我认同。在台前，我们创造了一个自己的形象（人设），就像演员为观众展现的形象一样。在日常生活的台前，目标可能是在学校、工作或社群中给人留下良好的第一印象，或维持一定的社会地位。这是培育出来的自我呈现：我们是在表演，就像在一部戏剧中一样，并借此管理他人的感知。而在幕后，我们可以打破角色设定做回自己，而一组演员——往往是跟我们最亲密的家人和朋友——会为我们的真实身份提供支持，有时是通过增援，有时是通过纠正。

戈夫曼不可能预见数字技术会被用来创建全新的在线舞台，台上台下的演员和观众也会比我们想象得到的还要多。尽管如此，他还是预见了在线世界同样适用的麻烦之源。尤其
180 是，他认为如果我们的故事里有太多冲突，社会凝聚力就会崩溃。这种情形往往发生在我们的外部呈现（我们在台前的身份）与我们私下的幕后身份有太多冲突的时候。随着矛盾越积越多，我们很可能会在舞台上失去性格特征。如果我们的朋友、家人和同龄人组成的支持团队跟我们的目标不一致，或者我们混淆了台前的目标和幕后的目标，还会出现更复杂的情形[9]。

数字时代通过一块小小屏幕和借由这块屏幕能接触到的多个舞台，带来了几乎无休无止的信息轰炸，里面有我们的朋友、同龄人和家人的信息，还有政治和新闻（真新闻和假新闻）。我们可以把我们的多重社会认同扩展到包括社交媒体、多人电子游戏和博客在内的多个平台上。观众会对我们的表演点赞加评论，为我们提供即时、可量化的反馈。在这样的变动不居中，我们表演出来的身份成倍增加，更容易与我们幕后

的自我发生冲突，也会给我们的支持团队带来更多需要他们应对的挑战——这样的挑战我们在本书第二部分已经了解过很多。

我是在各种各样的数字舞台上呈现出来的那个人，还是在现实生活的前台呈现出来的那个人？我的团队是由在现实世界中跟我互动的那些演员组成，还是由在电子游戏和社交媒体世界中跟我互动的那些演员组成？到最后邓巴数会成为限制，要求我做出选择。而在没有任何隐私、我们很多人都会把自己的任何举动公之于众的数字世界里，还有什么地方算是幕后？

我们可以轻松地编排和转换我们的个人身份，在网上引导我们的观众，这既带来了潜在的机会，也潜伏着危险。不同前台之间的界限变得越来越复杂，我们精心营造的各个身份也让我们和我们那一组组演员管理后台越来越难。身为各个舞台上的不同表演者需要付出的努力越多，我们在生活中与真正的幕后自我保持距离的时间也就越多。我们台前幕后的不同身份之间的差距越来越大，这有可能会给我们的前额皮质带来更多压力，而我们的各个自我和相关情绪，无论是线上的还是线下的，都是由前额皮质负责协调和引导的。管理多重社会认同会增加压力，使现实世界中的人际关系更加紧张，并增加心理健康问题的风险，包括焦虑、抑郁、孤独、成瘾和自杀。[10]。

因此，在科技与生活之间保持平衡的第三条建议是：留意你在网上展现的那些版本的自我，以及你为什么选择这些自我呈现。我们营造的身份越多，我们试图管理的舞台越多，管理真实自我和演员团队就越难。能从对我们来说最重要的人
181 那里得到支持时，我们会过得最好，但有时候我们的在线生活会让我们对他们来说触不可及，或者会以我们始料未及的方式，挑战我们和我们的队友。

这个问题对青少年来说尤其困难，他们正处于塑造自己身份的最具决定性的阶段，也面临着加入网络世界各个舞台的最大压力。最近我跟一个朋友和她 18 岁的女儿待了一段时间，小女孩向我们透露，她在 Instagram 上发了一张自己身穿比基尼的照片，并很快得到了上千个赞。对这种近乎即时的反馈她笑逐颜开，于是我问她，是不是她所有照片都这么受欢迎。她说不是，只有她一个人穿着比基尼的照片才会这样。她妈妈觉得挺尴尬。这个十来岁的女孩子从来没想过，自己半裸的身体在网上得到的那么多关注也许会给她的家人和她自己造成负担。朋友、父母和健康专家可以也理应提醒这些容易受到外界影响的年轻人，让他们知道在网上暴露太多会让情形变得很复杂，因为我们的多重身份现在和未来都有可能会困扰我们。

成年人也只能管理并不比年轻人更多的社会身份，我们也必须对每一个身份的细节都小心在意。我们肯定需要在各种各样线上和线下舞台上测试我们的各个身份。但在使用社交平台时，我们需要考虑公开分享和私下分享的区别。我们需要想一想，关注我们的一群“朋友”或一群人到底属于支持我们的演员团队，还是观众群体。社交平台可以成为也必将成为我们不断演变的社会认同的一部分，但这些都需要小心在意。我们必须像对待线下行为和互动一样，认真对待我们的线上行为和互动。这就有了我们的第四条建议。

## 四、三思而后贴

罗丝安妮·巴尔在电视圈的复出堪称史诗。20 世纪 90 年代她曾成功担任同名电视剧《罗丝安妮》的女主角，如今她在 2018 年 3 月回到美国广播公司（ABC），在黄金时段推出了最新节目。将近二十年后复出的这部电视剧大获成功：《罗丝安妮》吸引了 1600 多万名观众，成为美国多年来收视率最高的新剧之一。电视台很快跟巴尔和其他演员签下了第二季的合同，并把该剧当成年度广告的中心内容来宣传[11]。

但到了 5 月下旬，《罗丝安妮》就被砍掉了。起因是巴尔发了一条关于巴拉克·奥巴马总统的前高级顾问、非裔美国

182 人瓦莱丽·贾勒特的种族主义推文，之后便山崩地裂。巴尔写道，要是“穆斯林兄弟会和人猿星球生了个孩子=瓦贾”。随后她马上试图道歉，说这句话不过是个“糟糕的玩笑”，“很低俗”。但美国广播公司及其母公司迪士尼的回应非常迅速并一锤定音。巴尔被开了，一个月后新闻媒体用她的话说道：“我什么都没了。”她没有好好想想在社交媒体上说的话会有什么后果，结果口舌之快永远改变了她的一生[12]。

如果我们的个人身份是由社会构建的，受我们展现自己的各种各样的舞台的影响，那么我们通过社交媒体和其他数字平台交流的内容和方式就至关重要。社交媒体的前台也许非常强大，随着我们的连接越来越多，社交媒体会把信息放大，并用源源不断的反馈诱惑着我们。巴尔的例子无论是内容还是得到的反响都很极端，但也是在提醒我们所有人，发帖之前一定要三思。

我说所有人，意思就是所有人——不仅是名人、公职人员和其他任何有可能会引起强烈反响的人。强烈反响会成为头条新闻，但网络上过激、愚蠢和霸凌的行为，最根本的罪恶是会伤害他人。这个问题在学生当中尤其普遍，他们不仅在校园里，而且在社交媒体上都面临着监管行为的挑战。明尼阿波利斯北部的一个学区，芒兹维尤公立学校编了一份很方便的助记口诀，敦促学生在网上发表评论之前先好好检查一下。这是我们这个时代一句习语的简单演绎："三思（T. H. I. N. K.）而后贴。"你贴的内容是真实的（True）吗？对什么人或什么团体有帮助（Helpful）吗？能鼓舞人心（Inspire）吗？是必需的（Necessary）吗？是出于善意（Kind）吗？学区开展的宣传活动里也有社交媒体帖子惹出大麻烦的例子，比如一名高中曲棍球运动员污蔑教练在一场比赛中没让他上场，一名篮球运动员奚落一名队友打得太糟糕使他们输了一场比赛[13]。

发帖之前问自己几个问题。如果是在线下，你知道很多人都会听到，你还会这么说吗？如果答案是否定的，那么这个帖子的内容可能就越界了。你在线下能感受到的同理心，在线上可不能直接就烟消云散了。毕竟，社交媒体平台的数字距离并不能让你免于羞愧。其他人也不会因为是隔着一块屏幕看到你的帖子就变得没那么容易受影响。设想一下，如果有一天你的父母、朋友、爱人、老板——或者未来的你自己——看到了你今天发布的内容，你会有什么感觉？

跟线下的霸凌行为一样，线上尖酸刻薄的帖子反映了发 183
帖者有多艰辛。在网络上发泄一番也可以是管理负面情绪的一种策略，但这种策略很糟糕，不太可能带来有效、持久的解决方案。而且在这个过程中还会伤害到别人。这是本书关键主题之一的一个例子：冲动地采取行动发泄情绪，即使牺牲了自己和他人的长期利益。

芒兹维尤公立学校的“三思”口诀要求年轻人在点击发送之前稍微考虑一下行动及后果，这对他们来说非常好。但成年人理应足够成熟，能够反省他们自己的精神状态，而他们的行为就由精神状态决定。是什么让你在线上做出不得体的行为？也许你陷入了攀比，没有安全感，也觉得自己有所欠缺。也许你被错误信息搞得火冒三丈。如果你把社交媒体当成了情绪调节器，那么你的坏心情是怎么来的？我们的行为体现了我们当下正在经历的感觉，无论线上还是线下都是如此。

我们需要创造空间，与自己坦诚对话。为此，我们也需要能够遏制当前问题行为的策略。攻击性的网络行为通常也是冲动性的，因此前面讨论过的关于延迟贴现的几个策略在这里也同样适用。展望未来，想象更重要的目标，细节越多越好，这样你就能感受到这些目标带来的好处有多实在。这些策略能让我们步子慢下来，防止我们伤害别人，也迫使我们正视我们之所以如此行事的根本原因。

我们知道，社交媒体能带来很多好处。交流工具能帮助我们加强与朋友们之间的纽带，无论是老朋友还是新朋友。如果应用得当，社交媒体能放大快乐的情感，长远来看，对我们线下的社交生活颇有助益。社交媒体是与远方亲友分享消息、安排能加强现实世界社会纽带的活动日程的理想工具。但也跟所有工具一样，社交媒体可能会被滥用——很容易就会滥用，因为这些平台经过精心设计，一定会把容易引起争议的观点和帖子放在推送的顶部。但我们也需要认识到，算法给出的这些结果也反映了我们集体的精神状态。如果脸书老是向你展示会让你愤怒、抑郁的内容，或是会让你羡慕嫉妒恨、没有安全感的帖子，那么至少部分是因为你过去也被这样的帖子吸引过。这些迹象表明，你在网上把自己放在了一个病态的位置。

发帖之前要三思，在你卷入别人发起的争论、侮辱性的 184
跟帖以及攀比之前，也要三思。把大部分平台都会内置的拦截功能运用起来，确保自己不会看到唯恐天下不乱的人发的帖子。如果有必要，就下定决心只发布正面的消息和能够核查的事实。审核一下你的帖子，评估一下自己是不是正在实现生活目标，而目标当中应当有跟家人和真心朋友保持密切联系的内容。

## 五、牢固的社会纽带优先

形成牢固的社会纽带的能力是人类在地球上能取得独一无二的成就的关键因素。本书第一部分曾论及，社会纽带对孩子的大脑发育来说至关重要。也是在社会纽带的帮助下，我们才能成为高效的狩猎者和采集者，后来又成为农民和定居者；

我们学会了在团结一心的群体中工作，为集体利益牺牲个人和家庭的需求。牢固的社会纽带让我们得以形成复杂的社会，共享信息，合力推进科技发展，治愈疾病。

今天，形成和维持牢固的社会纽带面临着很多挑战，每一次消息提示音都会让我们分心，仅仅是把智能手机放在跟前就会引起我们自动注意，还有永远都要全天候待命的工作文化，等等。与此同时，压力、焦虑和抑郁水平也高出了天际。社会纽带能帮助我们应对压力，然而就在我们最需要社会支持的时候，我们也正屈从于破坏这种支持的科技使用习惯。

我们需要把牢固的社会纽带和亲密的人际关系排在最前面。如果不往这些关系里投入时间和精力，这些关系就会恶化。考虑到这种需要，而我们的能力又有其局限，我们必须好好想想，该如何培养良好的人际关系。这就意味着我们需要清楚我们在线下建立的深入、亲密、真实的关系与在线上建立的更浅薄、更刻意为之的社交连接之间的区别。

我们已经看到，我们的健康和幸福由对这个区别的认识决定。实际上，牢固的社会纽带甚至可能是生与死的区别。这个论断十分大胆，但有经验支持。1988 年有一篇开创性的论文提出了这个观点，依据便是，有传闻证据表明，社会关系与死亡率之间有关联。作者收集了数十个针对已婚夫妇的案例
185 研究，他们中都是夫妻中的一方过世后，另一方也会在几个月

后撒手人寰。这个研究提出的问题是，失去一个相扶相持的生活伴侣，会不会对幸存者的健康产生直接影响，并导致幸存者早逝。

受这个想法启发，研究人员开始更严谨地研究起预期寿命与社会关系的数量及质量之间的关联。2010 年，有一组研究人员做了一项综合分析，合并了 148 项研究，涉及北美和西欧 30 多万参与者，对良好的社会关系让人长寿这个很容易引起争议的假说进行了彻底的科学探究[14]。

综合分析的结果毫无疑问支持这个假说：社会关系是决定预期寿命的重要因素，能让生存概率增加 50%。换句话说，这意味着那些获得社会支持不够多的人早逝的可能性高 50%。跟缺乏体育锻炼和肥胖相比，缺少有意义的人际关系对早逝来说是更重大的风险因素，与长期吸烟和酗酒的危害相当。这个结论在不同时期、不同国家都站得住脚，跟年龄、性别、初始健康状况、死因和其他潜在相关因素都没有关系。

这项回顾性研究也有一些局限，其一就是其中很多研究都只考虑了参与者是否已婚或是否与他人共同居住。但有可能，有的人尽管独居却有相当良好的社交网络，而有的人尽管已婚却还是形同孤家寡人。进一步分析对社会纽带采用了更复杂的衡量标准，也就是能衡量社会纽带的数量和强度的指标，结果发现，我们的社交生活和预期寿命之间有更紧密的关联。这背后的确切机制我们还不了解，在不同案例中可能也存在一些差异。社会关系对身心健康可以有很大价值，因为朋友和爱人能帮助我们缓解压力，推动我们锻炼身体，需要的时候还可以带我们去看医生，等等。我们确切知道的只是，社交网络越牢靠，对我们健康长寿的好处就越多[15]。

长寿并不是牢固的社会纽带能带来的唯一好处。我们再来看看罗伯特·瓦尔丁格，那位精神病学家，哈佛大学成人发展研究中心那个长期项目的负责人。这项研究关注的问题之一是，长远来看是什么让我们感到幸福。瓦尔丁格做过一场TED演讲，非常受欢迎，播放量已达4000万人次，而且还在不断增加。在演讲开头，他提出了一个很简单的问题：“如果
186 现在你要为自己的未来，为最好的自己投资，你会把时间和精力都投到哪里？”随后他给出了对美国千禧一代的一项调查结果，显示他们最常说到的人生目标是有名和有钱[16]。

但这些真的会让我们感到幸福吗？瓦尔丁格长达数十年的研究表明并非如此。他的研究结果显示，财富、名望乃至努力工作似乎都跟健康没什么关系，也不会让我们更幸福，反而是“良好的人际关系让我们更快乐、更健康，仅此而已”。据此我们可以得到一个关于社交媒体关系的深刻见解：这些关系并非真正的人际关系。至少也可以说并非高质量的人际关系。我们也看到有研究表明，使用社交媒体不会让整体幸福感

增加，然而良好的人际关系会让我们活得更久、更健康，也会让我们更幸福。所以，不要老是说社交媒体能以某种有意义的方式把人们聚在一起，也甭管硅谷的营销人员是怎么说的。

社交媒体非常适合培养大批量浅层次的关系，但浅层次关系对我们并没有多大好处。想想邓巴的理论，说的是个人能拥有的真正有价值的人际关系的数量是有限的，而且这个上限相当低。我们的大脑可以维持150个左右有实质意义的人际关系，而亲密关系更是只能维持少数几个。我们最亲密的那几个伙伴对我们的影响会非常大，无论是好是坏。瓦尔丁格还发现，天天吵架、感情破裂的婚姻给健康带来的后果跟离婚差不多，对这个结果我们应该也不必惊讶。而会带来正面结果的是，只跟少数人建立起令人满意的社会纽带。这样的人际关系对预期寿命和总体幸福感的正面影响是最大的，对晚年的大脑功能也是。研究人员发现，社会关系牢固的人尽管年事渐高，但跟社会关系薄弱的人相比，他们的记忆力更好，患上阿尔茨海默病的也更少[17]。

这个数字时代的问题是，我们怎样才能从社交媒体的干扰、攀比和假动作手里把亲密的人际关系拯救出来。社交媒体上的大部分关系实际上仍然算不上是人际关系，只是数字“朋友”。但如果使用得当，社交媒体也可以用来增进真正的人际关系。在运用社交媒体来支援重要的社会纽带时，我们必须谨慎使用。

为此可以想想，怎样把社交媒体上的连接变成面对面的社交互动。如果你的联系人远在天涯海角，那么可以打打电话或者视频聊天。我们说过，视频聊天并不足以代替面对面的交流，但时间上的同步比基于文字消息的非同步交流更能培养
187 我们需要的情感联系。而如果能安排一次社交活动，大家可以真正面对面地分享经验，互相讲讲自己的故事，那就更好了。

另一个办法是把媒体本身当成一种社交活动。按节目时间表看电视可能是过去的事情了，但你还是可以邀请朋友过来一块儿看点什么，而不是自个儿看网飞看到饱。在孩子观看媒体内容时，父母应尽量在场。我们也看到，如果有父母或能提供支持的照顾者在一旁为屏幕上的课程提供更多支持，孩子们从教育视频上学到的东西会更多。甚至还有研究表明，跟朋友一起玩很暴力的电子游戏，后果都会跟一个人玩不一样。玩电子游戏时建立的社交关系，似乎也能降低暴力游戏导致攻击性行为的风险〔18〕。

有些社交媒体关系会破坏我们的幸福感，减少我们的同理心，因而也会让我们更难建立和维持牢固的社会纽带。切断这样的社交媒体关系也会让我们受益良多。如果你在网上的时间都花在了攀比、欺负别人和自恋的人身上，那这些时间花得也太冤枉了。碰到网上的“朋友”和无名追随者大爆粗口、

辱骂不休时，最好不要把这样的经历解读为对自己的批评，而是应该理解为那些人正在苦苦挣扎的证据。他们的挣扎并非一定要对我们有负面影响才行。实际上，这些事情可以成为那些猛烈抨击别人、迷失在自己的网络世界中的人练习同理心的机会，那样的人可能正百般痛苦，没有安全感。

我们也要好好澄清一下，同理心是可以练习和习得的。海伦·里斯是精神病学家，也是以前跟我合作过的一位老朋友。她跟一群医学生一起做了一项研究，是在医学生学医生涯的后期，也就是“同情心疲劳”和倦怠开始出现，使他们在工作中对患者、在生活中对其他人的同理心下降了的时候。她发现，医生只要接受3小时的同理心培训，就能比没有接受培训的对照组医生从患者那里得到更高的同理心评分，而对照组医生的同理心评分反而下降了。为期3小时的培训课程包括同理心的神经生物学基础以及对一些特殊技能的训练，比如解读患者的非语言交流信息。现在所有卫生保健提供者都能在网上或通过应用程序学习这门课程——这也是以恰当的方式利用科技来提高自己的一个例子[19]。

儿童的同理心同样也能提高。加州大学洛杉矶分校的研究人员招募了一群公立学校的六年级学生参加离洛杉矶110千米的一个户外夏令营，他们在那里的5天时间里，都接触不到任何媒体技术。同一所学校的另一组没参加夏令营的六年级

188 学生组成了对照组，跟他们相比，那些暂时离开社交媒体、在夏令营度过了一段心无旁骛时间的人，在非语言情感理解方面有显著改善，而这是同理心的关键成分之一。这两项研究都可以表明大脑的恢复能力充满希望的迹象。只要条件合适，大脑就会使用并建立专用网络，让沟通和相互理解成为可能。我们的大脑是为了这两件事情装配起来的，然而仍然可以为了更好的结果重装[20]。

改善我们的社会关系的努力，就跟“三思而后贴”的努力一样，都需要一种重要技能，就是延迟满足。吸引我们注意的应用程序和设备会分散我们对房间里其他人的注意力，这些应用和设备会带来即时奖励，然而我们同时也会失去对我们的健康和幸福来说重要得多的更深层的人际关系。用来设定目标的想象策略在这里也很重要，这么做可以训练我们自己抵挡住查看每一次信息提示音的冲动。和其他人在一起的时候，最好保证你看不见自己的智能手机。技术时不时地也会在对话中发生作用，比如在寻找前进方向时，或在群组中跟其他人联系以便他们稍后加入时。但大多数时候，技术都只是分心因素，非常有可能会破坏你跟眼前人的关系。此外，因为我们的手机就算看不见都会扰乱我们的心神，所以在社交时记得开启“勿扰”功能，把铃声和震动都关掉。

这个建议并非意在保证一切都静如止水。我们大部分人都不是心无波澜的老僧，有时在跟别人交流时，也确实会有紧急信息进来。这种时候不要在发消息和跟眼前人谈话之间来回切换，这是一种很没效率、很浪费时间的沟通方式，会让中断的时间更长。跟你身边的人道个歉，去找一个不起眼的地方打个电话，把事情尽可能解决掉，再回来加入谈话并再次道歉。这种数字礼仪承认媒体技术造成的破坏，用技术打造了良好的行为，并把可能破坏社会纽带的时刻变成了让社会纽带更加牢固的机会。

## 六、别掉进强制循环和点击诱饵的陷阱

性感名人瘦成闪电的秘诀。童颜老人的长寿新秘方。一位模特面带微笑，说有一条通向财务自由的快车道。这些撩人的图片就是超级刺激，再加上令人食指大动的标题，可能就会叫人再也无法阻挡了。点击诱饵吸引了我们的注意力，给出的信 189
息刚好足以勾起我们的好奇心。最好的情况是，我们不过暂时分了一下神。而最坏的情况是，我们掉进了陷阱。

点击诱饵有一种特别令人担心的形式叫作“美食色情”。设想一下，有一张香草冰激凌的照片，上面的冰激凌稍微有点化了，刚好有那么一滴正要滴落到一大盘刚烤好的桃子馅饼上面。很难抵挡，对吧？甚至有个网站就叫“美食色情日报”

（FoodPornDaily），口号就是“点击，流口水，再来一遍”。这句口号完美概括了点击诱饵和强制循环的目标，这两者都是网络内容创作者臻于完善的市场营销工具，就是要把你吸引进来并一次次回来，只想得到更多。还挺管用。我们饿了的时候，甚至就算不饿的时候，食物也是显著性和相关性都非常高的。我们都不用躲躲藏藏地看美食色情，因为全社会都觉得可以接受。

这也是个日益严重的问题。尽管体重增加会影响健康的警告不绝于耳，肥胖仍然在大面积流行。据估计，如果目前的趋势继续下去，到 2030 年，会有近一半美国人患上肥胖症。很明显，美食色情只是吃得太多的诱因之一，比如我们也看到，媒体消费过多，接触食品广告，会骗过大脑里的饱腹感中枢，让儿童和成年人都摄入过多热量。但美食色情突然在网上大行其道很让人担心，部分原因是其美感也特别强大。食品营销一直以来都是个充满超级刺激的领域——想想以前的麦片盒子上写着“为显示质地放大显示”，然而真正的意思是“为诱导食欲放大显示”。美食色情把这个办法用到了极致，有意强调最不健康的食物，就为了吸引我们的眼球。眼球追踪研究清晰表明，人类的视觉系统更喜欢跟脂肪含量高有关联的食物。这种食物的图片会触发大脑里的奖励中枢，而低脂食物就做不到[21]。

美食色情在有个方面比传统的美食营销做得更过分，就是利用大脑进化出来的能力黑进了我们的大脑。大脑里面装配有视觉饥饿感——寻找食物、盯着食物的本能。我们的大脑通过进化，会因为看到食物而做出奖励反应，因为看到食物就有机会吃到，而吃到食物在某些时候对我们的生存来说至关重要。但对我们大部分人来说，食物已经不像人类进化初期以及我们这个物种历史上大部分时间里那么稀缺了。丰衣足食之后，视觉饥饿感就不再是进化适应了，但美食的图片仍然会让我们垂涎三尺。美食色情会让我们的饥饿本能超速运转，造成体重增加[22]。

最隐秘的问题是，我们的大脑对视觉饥饿感的反应，加上
很容易就能得到的食物，社交媒体上铺天盖地、源源不断的超 190
常食物图像，为容易肥胖的人创造了条件。肥胖的人对食物的预期反应更强烈，也就是说他们的大脑对仅仅是想到食物的反应都会触发更高级的神经活动，因为大脑在期待得到预期奖励。具体来讲，肥胖的人比体重正常的人对食物的渴望更强烈。而且跟体重正常的人相比，肥胖的人体验到的与进食的感官愉悦相关的大脑活动较少。也就是说，肥胖的人对食物有耐受性。就这两方面来说，肥胖都很像成瘾：大脑在适应了刺激之后，从对该刺激的预期中得到的奖励比真正经历该刺激时还要多。然而，尽管我们这个社会永远不会容忍“海洛因色

情”，几十年来我们也已经对美化香烟和尼古丁成瘾的危险变得极为敏感，美食色情却突然之间到处都是，给那些在体重问题上面临最大困难的人带来了危险[23]。

视觉饥饿感是自动注意的一种形式。这也是所有点击诱饵的本质属性：利用我们潜意识里的倾向，让我们关注周围显著的对象。刚开始，只有通过有意识地抑制这种注意力，才能让我们远离这种刺激。但经过一段时间，我们可以养成习惯，更轻易地认出点击诱饵：页面上的位置、过于吸引人的人物形象、好得不像真的的诱惑，这些都是点击诱饵的特点。只要对点击诱饵的样子有了感觉，我们很容易就能对它视而不见，而不用有意识地去想符不符合特征。至于说美食色情，研究表明，锻炼身体、睡个好觉可以帮助我们抵挡令人眼馋的图像产生的诱惑[24]。

然而很不幸，避开点击诱饵并不像认出经典的假冒伪劣产品那么简单。这种点击诱饵从互联网诞生之初就已经存在，到现在已经人尽皆知，甚至都成了恶搞的主题。但就在我们学会了拿点击诱饵开玩笑的同时，内容创作者也想出了更复杂的办法来吸引我们的眼球，让我们继续点击下去。美食色情只是这些更有效的操控方式之一。内容创作者同样开发了令人欲罢不能的功能和应用程序：电子游戏很早就学会了把游戏特征隐藏起来，让我们在上面投入的时间越来越多；自动播放的视频让我们一连看上好多个小时都停不下来；还有无休无止的滚屏，往我们的推送里掺了无数社交更新和新闻，给用户提供了充满好奇和潜在奖励的无底洞。

软件开发人员的目标基本上可以说已经变了。他们的想法与其说是为了创造有用的工具或平台，还不如说是为了了解特定信息。在互联网的几乎所有角落，几乎所有应用程序设 191
计出来都是为了整合强制循环，培养新的使用习惯。到现在，有些开发人员开发的唯一工具就是鱼钩，而你就是他们想钓的鱼。免费应用程序尤其如此。利润来自广告，而只有在拥有很多参与度很高的用户时，广告才容易卖出去。用户如果会习惯性地参与，参与度就会很高。因此，开发人员在了解到本书描述的这些大脑和行为科学后，有意创建了能刺激我们的奖励中枢的站点和应用程序特征，欺骗我们的大脑开始自动自发的行动，让我们陷入循环无法脱身。

经典的强制循环设计出来要么是为了缓解压力，要么是为了触发奖励，要么兼而有之。几乎所有电子游戏都以强制循环为基础。玩家在应对游戏中的挑战时会兴奋和紧张起来，在完成挑战后又会获得正面强化的奖励——得了多少分，赢了一场，升了一级之类。紧张情绪在此暂时得到缓解，满足感取而代之。但随后，差不多是立刻马上，又会出现另一个重复这个过程的机会。由于计算能力、内存和平台的限制，老一些的游戏最后总有结束的时候，还会有其他自然而然的中断，循环只能重复那么多次。但现在，循环会无穷无尽地进行下去。

社交媒体里边也嵌入了自己独有的强制循环，其中有些跟游戏和很多活动的游戏化很相似。社交媒体的核心就是由更新产生的强制循环。人们出于各种各样的兴趣发布更新，建立了一个变化莫测的强化时间表，让我们不断回到社交媒体上查看更多内容：我们永远无法确定，什么时候查看会让我们得到奖励，也就是看到一篇让我们感兴趣的内容，于是我们就一直在查看。推送通知——所有的信息提示音——让这种情形变本加厉，告诉我们现在就去查看。这也是社交媒体作为情绪调节器起作用的方式。我们是想摆脱压力也好，是想不那么无聊也好，社交媒体都可以通过不断更新来让我们解脱。

强制循环让我们反复接触社交媒体，而反复接触又让我们养成了新习惯。这个过程需要时间，但首先是需要有意识的选择。刚开始属于探索阶段，也就是我们最早知道了某种工具或刺激，并开始了解这是怎么起作用的时候，说不定是某个朋友跟我们介绍了一款应用程序或社交媒体的什么功能。刚开始试用的时候，我们会体验到某种解脱或愉悦的感觉；这就是这款应用程序或功能提供的奖励。在这个早期阶段，我们学会了把经由探索发现的需求跟满足这个需求能得到的奖励联系起来。当然，我们发现的需求并不是真正的需求，而是为了让

用户上钩而创造的一种感觉。过一段时间，这种需求和奖励之 192
间的关联会因为不断重复而变得更加牢固，最后就像我们前面了解过的那样，由纹状体接管了。源源不断的奖励诱使纹状体创建了一个行动单元，这样我们甚至不用去想我们在做什么。这时候，有意识的行动就让位于习惯了。最后阶段是期待下一次体验。刺激、奖励，刺激、奖励，没完没了。到最后，强制循环摧毁了由我们的前额皮质执行的自我意识和自我监控。

强制循环在大脑里面造成的变化在重度电子游戏玩家当中最为明显。2014 年有一项综合研究回顾了二十多项脑成像研究，结果毫无争议地表明，重度玩家的大脑活动与跟渴望、奖励反应相关的大脑活动一致，他们大脑中前额皮质的变化在跟成瘾作斗争的患者身上也能看到。过一段时间，我们很可能也会在社交媒体重度用户中看到类似结果[25]。

战胜因为网络强制循环养成的习惯和成瘾跟战胜其他任何习惯或成瘾没什么区别，同样需要有计划、有承诺、有社会支持。选个日子。设想一下，越详细越好：未来的你以健康的生活方式生活着，线下的人际关系就能令你满足。跟自己保证会停止这种行为。寻求朋友和家人的专业帮助和支持。对挫折做好心理准备，寻找破坏性没那么强的行为来代替现在的行为，也就是前面提到过的“诱惑捆绑”。这些步骤是让你的经历得以重启的关键，会把你脑子里的犒赏系统带回到你能再次体验到生活中的自然奖励的状态。这个过程可能会需要很长时间，但并非必然如此。我们当中有些人可能已经经历过这种脱瘾治疗。也许你还记得自己对诸如“糖果传奇”“2048”这样的简单的在线游戏上了头的时候，但现在你已经戒掉了。某些游戏、应用程序和社交媒体的年轻用户和重度用户可能会需要更长时间。但无论是谁，肯定都能改变自己的习惯。

当然，从一开始就不要染上坏习惯比改掉坏习惯更容易。这也是为什么最成功的办法是，认识到会让我们掉进强制循环和点击诱饵的陷阱的超级刺激并主动避开。希望本书的讨论已经让你对这些问题警觉起来，并能激励你采取新行动。移动媒体、通信和信息技术对我们有用，社交媒体和游戏也确实很有趣，所以我们大部分人总有些时候会沉迷其中。这不是问题。只有沉迷变成习惯，继而成瘾，继而主宰了我们，让我们
193 没有足够的时间和精力去做真正重要的事情——高效工作和学习、满足兴趣爱好、独立学习、建立牢固的人际关系等——问题才会出现。只要我们知道自己在做什么，能在忘乎所以之前幡然醒悟，我们就能安全地从社交媒体、购物应用和网络游戏中得到快乐。我们只需要保持警惕。打开那款应用或程序时，告诉自己那只是消遣。定个时间，时间一到就退出，因为应用程序、游戏、推送和视频流不会自己停下来。在互联网的

经济基础出现根本变化之前，只能靠我们自己来设置限定、切断循环。

## 七、选择纸张而非像素

2011年，科技企业家让-路易·康斯坦塔在YouTube上发了一段一岁女儿的视频，引发了大量讨论。视频中，小女孩先是开心地玩着iPad，随后拿起了一本杂志。她捏了一下杂志，但什么都没发生。她明显很困惑，也很不高兴，别别扭扭地看着纸质页面，皱起了脸。为什么她用手指触摸杂志时，杂志没有反应？这个视频名为“杂志就是无响应的iPad”。这是一个鲜明的信号，也是我们学习和处理信息的方式在数字时代发生了重大变化的见证[26]。

我们知道，阅读是大脑中多个区域一起协作才能获得的一种技能。要想阅读，得从小就开始动用和训练多个大脑区域和功能，因此这一点不会改变。但是，如果数字工具能让阅读变得更容易呢？如果杂志真的只是无响应的iPad，是传播书面信息的过时工具呢？以计算机为基础的教育在学校和家庭中都已经开始兴起，因此我们在屏幕上的阅读和学习是否还能像在纸面上一样高效，也值得一问。

这就是所谓的“纸张与像素”问题，也已经有人进行了很严谨的研究。截至本书写作期间，已经有一百多篇论文在讨论这个问题，从中可以看到心理学家、神经系统科学家、计算机工程师、图书馆科学家等专业人士的观点和实验。也跟本书涉及的很多问题一样，纸张与像素问题并非所有方面都已经清清楚楚地解决了。但是，也已经有了一些很能说明问题的发现。对已有证据的回顾表明，就算是千禧一代和 Z 世代，也就是数字原住民，他们理解和记忆印在纸上的信息都往往还是比屏幕上显示的数字文本效率更高。

194 在这个问题上，争论的焦点是为什么纸张更适合做阅读和学习的媒介。有很多理论试图解释这个问题。有研究表明，在屏幕上阅读会让人精神负担更大，给身体造成的负担也有可能更大，想想前面我们讨论过的计算机视觉综合征。也有一些理论认为，我们对计算机屏幕的思维定式就是，这玩意儿会让人分心：看着屏幕的时候，我们期待着很容易就能接触到一个信息无穷无尽、逗引无休无止的世界，因此我们的大脑会一直处在“持续部分关注”和多任务处理的状态，而不是进行深度学习。纸质页面就不一样了，可以形成更持久、更集中的注意力。

还有一些理论说的是，尽管网络浏览器和电子阅读器多年来一直在改进，但还是缺乏某些触觉特征，而这些特征是阅读进度的线索，也能帮助我们更轻松、更专注地阅读。我们在使用一个东西的时候，触觉体验可以作为辅助，也叫作触觉反馈。真正地翻动书页，随着阅读进度变化，图书重量带来的手感也在变化，插入书签或者给某一页折个角——这些都是引导我们阅读的物理线索。数字阅读往往缺乏触觉反馈或者不那么显著，因为数字设备没有纸张的那种物理特性[27]。

而尽管电子阅读器提供的环境不像大部分网站那样很容易让人分心，但很多电子阅读器也都包含旨在提供更多信息的超链接，而已经有研究证明，这些东西会形成干扰，让理解能力下降。从视觉上来讲，电子阅读器总体上相当不错，但仍然缺乏某些物理线索和进度标识。比如说，电子阅读器都做得非常薄，这是它便利的地方，但也是了解阅读进度的障碍。我们在读纸质书的时候，前面读过的部分越来越厚，后面剩下的部分越来越薄，我们可以清清楚楚地感受到进度[28]。

印刷品还能通过很多种方式提高阅读理解能力。翻页让我们短暂而自然地中断阅读，从而可以回味一下，让记忆得到巩固，但在电子阅读器的瞬间翻页和网络浏览器的数字滚屏中，这些好处就都没有了。阅读纸质书的体验，包括翻页在内，也已被证明可以调动大量神经网络，弥补了视觉系统和语言中枢的不足，激发相互协调的神经反应，让我们的注意力更加集中。这就好像前额皮质这位指挥有了额外乐器助阵，让阅读的交响乐更丰富、更和谐，从而也更容易理解。纸质阅读对

理解的另一个帮助是，我们可以借助文章段落在纸质页面上
195 的实际位置来回忆其内容。研究表明，电子阅读器和数字屏幕在这方面无法达标。就算是广告，印在纸面上也比在屏幕上以数字形式呈现更容易理解和记忆[29]。

最后一点是，电子阅读器有准入门槛，会影响到孩子们从中受益的能力。前面我们讨论过，有研究表明，父母用电子阅读器和应用程序来亲子共读时，就算这些东西是为了用文字和图片给孩子讲故事而设计出来的，他们还是会把更多时间花在介绍要按哪些按钮、要怎么使用设备上，而花在讨论角色及其情感世界、故事情节和背景元素上的时间要更少一些。孩子们的注意力会被电子阅读器的呈现机制占用，而不会花心思去构建故事，这会让他们失去在正蓬勃生长的神经回路中建立连接的机会，然而这种机会对他们充分发挥自己全部的阅读和学习潜力来说至关重要。

上述讨论并不是否认电子阅读器的优势，比如让我们能够随身携带一座图书馆，其中每本电子书的价格都只是纸质书的一小半。但是，电子阅读器恐怕不是学习阅读和理解的最佳工具。这里的建议简单明了。如果是为了深入理解而阅读，比如为考试而学习，或者是为了工作或自我实现而去学习新的、复杂的内容，这样的时候最好把相关文档打印出来，或直接买一本装订好的书。纸张能提高学习效率，也能让眼睛没那

么累。纸张能促使我们单任务处理，还提供了更多触觉反馈，帮助我们集中注意力。而且还有助于记忆。最后一点是，因为纸不发光，所以是晚上入睡前读点什么的完美选择。这就有了我们的下一条建议。

## 八、别把电子设备带上床

我们这辈子有将近三分之一的时间都会处于失明、半清醒、几乎完全瘫痪的状态。尽管这种状态在野外明显会让我们无比脆弱，但几乎所有动物都会这么做。我们为什么要这么做呢？我们为什么要睡觉？有些读者可能会无比惊讶地发现，科学家对这个问题并没有一个完整的答案。但我们全都知道，要是没睡够，我们会感觉非常糟糕，一整天都会没精打采，也不够警觉。我们也可以相信，如果睡眠不是绝对必要，我们和其他动物才不会愿意去面对睡眠可能带来的风险。

但我并不想夸大这个问题。尽管睡眠仍然有点未解之谜的味道，但对睡眠的重要性我们也不是一无所知。有一件事所有研究睡眠的科学家都一致认同，就是睡眠对记忆功能至关
重要，因此对学习来说不可或缺。那么问题就成了，睡眠是怎 196
么帮助我们完成记忆和学习任务的？我们睡觉是为了记忆，还是为了遗忘？换句话说，睡眠是能帮助我们的大脑巩固白天获

得的记忆以供未来使用，还是睡眠是一种能让我们丢弃没什么用处的记忆的状态，因而能帮助我们更好地利用我们有限的记忆力，存储真正重要的信息？

有个重要理论以对人类和非人类动物的研究为基础，认为白天学到的新信息会在晚上重演。通过在睡觉时重演那些神经元模式，大脑加强了相关的神经回路以便未来使用。这就是“睡眠记忆假说”：我们优先加强神经元之间的连接和突触，好让记忆更加持久，而这个过程对学习来说至关重要[30]。

站在对立面的另一种观点就是“睡眠遗忘假说”。研究人员已经发现，有证据表明，神经元连接在睡眠中会减弱，神经元压力也降低了。这表明我们会在睡觉时遗忘某些信息，让我们的认知能力重新满格，为第二天做好准备。有一项重要研究的作者推测，我们睡觉时，大脑会经历一场“神经自由狂欢”，特点是很多神经网络会自发活动起来，并弱化大脑中杂乱、无用的记忆痕迹。这种“神经自由狂欢”也许可以解释我们的很多梦为什么都那么随机[31]。

随着研究继续展开，我们了解到睡眠不仅对记忆很重要，而且对解决问题的能力和创造力来说也很重要。具体来讲，研究已经证明，快速眼动睡眠能增强信息整合，对这些目标都有利。睡眠的各个阶段总是按顺序展开的，而快速眼动睡眠相对较晚，因此我们需要美美地睡个好觉，才能达到充分的恢复效果。而且地球人都知道，其他选择很不健康。我们看到睡眠减少可能会让出现车祸、药物滥用、学习成绩不好、肥胖和心理健康等问题的风险增加。睡眠减少也跟阿尔茨海默病的发病率较高有关联。我们还看到，世界各地各个年龄段的人睡眠不足的越来越多，这让我们暴露在这些重大危险中[32]。

毫无疑问，导致睡眠减少的原因有很多，但其中一个几乎可以肯定，就是在深夜，在我们本该睡觉的时候，我们还在清醒中使劲用着数字屏幕。美国国家睡眠基金会的调查显示，大部分美国人一周当中至少有几天，都会在睡前一小时使用某种数字屏幕或看电视。我们也看到，绝大多数美国成年人和孩 197
子在卧室里都至少有一个电子设备。夜里时不时地从梦中醒来时，我们很大一部分人还会发发短信、看看社交媒体、读一读网上的新闻之类[33]。

这会成为一个问题，是因为我们的手机、平板和笔记本电脑，以及大部分新近推出的电视主要发出的都是蓝光（这并不是说我们会认为屏幕上所有的光都是蓝色的，而是说我们的屏幕发出的光都偏向视觉光谱的短波或者说蓝光一侧）。蓝光会干扰睡眠，降低睡眠压力，因为我们在白天看到的，以及我们创造的很多人造光源会发出的，也都是这种光。在进化的历程中，人类和大部分动物的视觉处理系统都学会了把蓝光当成白天来看。眼睛里有专门的感受器能探测到蓝光。这种信号通过视神经传递到大脑，大脑又会引导肾脏里的肾上腺生产更多皮质醇，这种激素会让我们保持警觉，为行动做好准备。到了傍晚，天光主要都是波长更长的橙色，还有红色的夕阳也都会向大脑发出另一个不同的信号，触发褪黑素慢慢上升，而大脑便得到“是时候睡觉了”的信号。这种循环每天都在进行，受地球自转轴以及地球与太阳之间的关系的驱动，但我们自己意识不到这个循环。从人类诞生以来，这个循环就一直在影响我们的睡眠和工作时间。

我们设备中的LED（发光二极管）屏幕很明亮，是蓝色的，而多年来也一直在变得越来越亮、越来越蓝，因而导致了睡眠问题。现在屏幕对睡眠的有害影响已经广为人知，也已经有很多人切身感受到了这个问题，工程师和企业家也在研发一些产品来应对。比如说，他们生产出可以过滤蓝光的特殊有色眼镜，也开发了能调整屏幕发出的光谱的软件。早期研究表明，新设备和新技术能减少屏幕上的蓝光，但无法彻底消除，而且这些技术也不会让眼睛不那么疲劳。此外，就算用软件让屏幕发橙色光，用户还是会被设备上的内容吸引，毕竟那些内容生来就是要吸引我们的注意力、触发情感反应、让我们保持警觉的[34]。

最后，这里的建议很简单：践行专家所谓的良好睡眠卫生。不要在床上看电视，夜里把智能手机调到静音模式，留在

卧室外面。买个便宜的闹钟，这样就不需要用手机上的闹铃来
叫醒自己了。上床前至少一小时，不过最好是两小时，把所有 198
电子设备都放下，关掉电视，把灯光调暗，这样能向你的大脑发出信号，自然调高褪黑素水平。就这个目标来说，服用缓释褪黑素补充剂也会有帮助。然后读读纸质书和杂志，也可以试着冥想一下什么的。保持规律的作息时间，每天在同样的时间上床和起床。我们当中有些人可能会需要处方药来治疗失眠，但这些药物会改变睡眠结构，而且往往会有副作用，应该是只有单靠有益健康的睡眠卫生还不够的时候，才把药物当成最后手段来用。父母也需要训练孩子养成良好的睡眠习惯：睡前至少一小时收起电子设备，为晚上使用媒体技术立好规矩，强制执行每天一样的就寝时间，白天也要留意孩子摄入咖啡因等兴奋剂的情形。

## 九、开车时放下手机

在大部分城市，汽车一开始都只是有钱人的奢侈品，而对其他人来说就只能好奇而已。但底特律不一样。这里是亨利·福特的家乡，后来很快名声大噪的那家公司也在这里，因而这里是大规模使用普通人都能买得起的汽车的试验场，远比其他城市要早。福特公司于 1908 年发布的 T 型车最后给世界各

地的出行都带来了翻天覆地的变化，但底特律是最早的。

尽管汽车技术实现了改善移动性能的伟大承诺，但刚开始的时候也非常危险。汽车突然之间大批大批地出现在底特律的大街小巷，出现在杂乱无章的有轨电车、马匹、马车、贩夫走卒和嬉闹的孩子中间。人们知道怎么驾驭有轨电车和马车，但对汽车并不熟悉，也没有监管和交通规则。人们没有适应汽车的速度和刹车距离，因此经常处于危险之中。几乎没有人会怀疑汽车的前景，但老是有人撞车，撞死了那么多成年人和儿童，也造成了很多痛苦和挫败感。

公众过了很多年才开始采纳重要法规来应对日益增长的汽车数量。底特律市中心的第一个停车让行标志出现在 1915 年，也就是 T 型车开始在道路上制造混乱七年后。两年后颁发了自动交通信号灯的第一项专利，开始用红灯和绿灯控制车流量。后来逐渐建立了更多法规从而让驾驶变得更安全，也确保了司机是为开车做好了准备才上路的。各州强制规定了驾
199 照、驾驶培训和保险，还制定了禁止酒驾和毒驾的法律，另一些法律法规要求汽车配备安全带、刹车灯、挡风玻璃雨刷，最后还加上了安全气囊、排放标准和车辆年检。新法规能更有效地管理道路上的车流量，而道路本身也通过硬化和加宽路面、安装反光条和路灯而变得更加安全了。平面设计作为一门新学科，也被这个领域用来制作更明显的标志，清晰、快速地

传达司机安全驾驶所需的各项信息。到 20 世纪末，汽车的可靠程度大为提高，道路上的危险大为降低[35]。

上百年来，我们一直在努力提高汽车安全，而大部分时间里，情况也一直向好。但现在已经不再是这样了。2016 年，美国有一家叫作“国家安全委员会”的非营利性组织报告称，美国公路上的死亡人数在连续数十年下降后又突然上升了：美国交通死亡人数一年里激增了 6%。这是五十多年来的最大增幅。2018 年，死亡人数连续第三年超过 4 万，这表明问题持续存在。尽管开展了大规模教育活动，采用了防抱死刹车、防滑技术、后视镜摄像头、大量新的外部传感器，车身设计也在进步，安装的安全气囊比以前任何时候都多，但今天死在美国公路上的风险还是比仅仅几年前要高。是什么地方变了[36]？

有个因素可能是 2010 年代中后期的经济增长，使得更多人开车上路，也让交通变得更加拥挤，发生事故的可能性也就增加了。毕竟，最常说到的交通死亡原因还是没变，超速、不系安全带和醉驾仍然排在前三位。但这些因素无法解释整个问题，因为我们不只是看到交通事故死亡总人数上升，每英里驾驶死亡人数也上升了，而后面这个数字排除了上路车辆数的影响。不只是我们的道路更繁忙了，开车也没有以前安全了。

实际上这么说可能更准确点：司机越来越不安全了。这么多年以来，在美国能买到的几乎每一辆新车都堪称安全性和可靠性的奇迹。20世纪70年代，日本汽车制造商将极其可靠的汽车推向市场，改变了市场格局，也逼着没精打采的美国公司只能奋起直追，最后还真追上了。几乎每一款新车都比之前的车型更安全、更可靠，汽车制造商也随之开始更多在舒适性和便利性方面下功夫。早年意在营造舒适感的特征包括长毛绒座椅、空调和电动车窗，这样的车窗不需要转动摇柄，只需
200 要按按钮就能升降。这些特性对安全性的影响往往较为有限，或者会通过自动执行可能会分散司机注意力的任务而使安全性略有改观。

然而，最近推出的提高舒适度和方便使用的特征都集中在移动媒体、通信和信息技术方面，而这些技术可是为了分散我们的注意力而存在的。其中有些特征很实用，也有可能会提高安全性。导航功能可以让我们不再迷路或堵在路上，我们更有可能避开其他汽车，开车时感到灰心丧气或着急忙慌的可能性也下降了。但新车型里也满是跟我们的智能手机绑在一起的娱乐功能。我们当中有些人就算没买新车，智能手机总还是有的。州长公路安全协会执行董事乔纳森·阿德金斯说："今天的问题可不只是开车时打打电话而已，现在的手机上，人们能用到的所有应用程序全都在上面。"[37]

就这方面来说，大部分人都对分心驾驶这个令人担心的

问题有些感觉。联邦政府相关部门大力宣传全美专心驾驶意识月，各州也早就在对拿着手机开车的人课以罚款。也有人呼吁把分心驾驶提高到跟超速、不系安全带和酒驾一样的级别来严阵以待。

然而尽管所有人都在关注，这个问题还是比我们大部分人意识到的要严重得多。这是因为联邦政府、州政府和地方政府在很大程度上都依赖于问卷调查，这种方式会大大低估我们分心驾驶的总量。更准确的数据在一个叫 Zendrive 的网站上可以找到，这家公司利用我们智能手机上的一些技术——包括陀螺仪、加速计和全球卫星定位系统——来监测手机使用情况以及驾驶速度、位置和碰撞信息。并非所有人都安装了 Zendrive，但这家公司用户足够多，得到了 1610 亿公里的驾驶数据，而针对这些数据的分析结果很让人放不下心。

Zendrive 根据从 450 万用户那里得到的数据估计，2018 年全美国有将近 6900 万司机每天都会一边开车一边玩手机。这个数字比我们在基于问卷调查的政府统计数据里能找到的数字要高出一百多倍。Zendrive 的数据还显示，60%的司机每次开车出门时都会看至少一次手机。最让人担心的是，边开车边用手机的那些司机，平均每开车一小时会用 3.5 分钟手机——那可是时速 90 千米的时候，相当于一小时里面有 3.2 千米或者说 42 个足球场那么远几乎完全不看路。结果就是，智能手

机造成的撞车数量惊人。另一些研究表明，撞车的司机有四分
201 之一以上撞车前一秒正在打电话，撞车事故中司机被手机分
散了注意力的更是超过一半[38]。

Zendrive 2019 年发布的《分心驾驶研究》更加令人震惊。他们发现，分心的情形在一年时间里几乎翻了一番。除了这样的增长，报告中还发现了一群他们称之为“手机瘾君子”的手机特别重度用户。这些司机“拿起手机的次数是普通司机的 4 倍，使用手机的时长是普通人群的 6 倍，在路上的时间也比其他所有类别的司机都长”。Zendrive 定义的手机瘾君子分心程度实在是太高了，公司甚至建议用他们取代醉驾司机，视之为道路安全的最大威胁[39]。

该公司这一论断也得到了其他研究支持。手机造成的分心对驾驶技能的损害甚至比喝酒还要大，人们在研究中清晰地得出这个结论已经有一段时间了。2014 年，英国交通研究实验室的一项研究测试了司机在遇到意外障碍物时的反应时间，发现在英国法律规定的限度内，跟清醒、专注的司机相比，喝醉了的司机反应时间要长 13%，抽大麻抽兴奋了的司机反应时间增加了 21%，而正在发短信或以别的方式使用智能手机的司机呢？反应时间比专注的司机要慢 37% 到 46% 的样子，这个比例是醉驾司机的三倍之多[40]。

使用摄像机和车载传感器进行的研究进一步证实了分心

驾驶的危害。2016 年的一项研究就运用了这些高科技方法，探索了三年时间里发生的九百多起事故的风险因素和原因。这项研究分析了 3500 名司机，发现他们有一半的时间都在进行某种形式的分心活动。让他们不去看路的分心活动带来的风险最高。车里有很多会让人分心的东西，但手持电子设备是其中最突出的，会让发生事故的风险增加近四倍。作者总结称，开车时发短信或用手机干其他事情是“近年来导致美国车祸增加的最大单一因素”[41]。

对分心驾驶泛滥成灾的反应一直以来主要都是禁止在汽车上使用手持设备，但手上空了并不意味着脑子也空了。在使用免提设备时，我们也确实不需要把目光从道路上移开，手也可以一直放在方向盘上，而需要用手操作的设备就完全是相
反的情形。但就算使用这样的系统，一边开车一边打电话要求 202
的注意力仍然相当高。

为什么呢？美国汽车协会的研究表明，常见的声控任务和一边开车一边打电话，对认知技能的要求比跟车里其他人自然的谈话要高得多。这是因为，跟电话另一端的人不同，车里的乘客经历着跟司机一样的情形。在需要集中精神开车的重要时刻，乘客往往会放慢语速乃至停止交谈，还会帮司机指出前边的转弯和会让他分心的事情。乘客当然也会让司机分心，但他们往往也给司机提供了第二双眼睛，实际上能帮助司机

更好地响应环境需求[42]。

仔细想想，会有人在开车的时候允许手机分散他们的注意力好像挺荒唐的，然而人们一直在这么做。2019 年 Zendrive 的报告引述了一位司机的解释：“我完全不觉得用手机是安全的，但不知道为什么，我就是会一直去看手机。”这是在某个环境下形成的习惯的力量转化到了另一个环境中。手机会在路上让我们分心，反映出我们对开车和使用智能手机这两件事都已经有多习惯了。除非你是新手上路，否则开车就是你的第二天性。尼尔·马丁以前是成瘾咨询师，现在在做市场研究，他说：“我们实际上是坐在以六七十迈甚至八十迈速度飞行的导弹的方向盘后面，只要有那么几秒，有个分心的司机，就可能会酿成一场致命事故——在这种情形下，我们居然会觉得无聊？”然而我们确实会觉得无聊，因为跟开车有关的行为我们已经司空见惯了。而我们前面也说到过，我们觉得无聊时，往往会把智能手机当成情绪调节器，因为看手机的习惯实在是太根深蒂固了[43]。

这上面还有一种普遍但错误的倾向，就是认为我们很擅长多任务处理，因为要应对认知瓶颈，我们会加倍努力工作，这一点我们在第五章已经讨论过了。在调查中，千禧一代承认自己“开车时的坏习惯”比婴儿潮一代多，包括一边开车一边发短信。但千禧一代报告说，自己对一边开车一边用手机进行多任务处理的能力很有“信心”的可能性比婴儿潮一代高了一倍（分别是68%和34%），然而没有任何数据能证实他们的信心[44]。

也不是说婴儿潮一代就不上钩。他们可能不会承认自己一边开车一边发短信，但Zendrive的数据清楚表明，自我报告的调查结果相当不可靠。有时候接受调查的人会撒谎，或是低
估自己冒风险的程度，但这里的情形恐怕并非如此。用手机进 203
行多任务处理的习惯极为强大，我们甚至可能都不会意识到我们在多任务处理，包括开车的时候。这个习惯通常是在进行认知要求较低的任务时养成的，比如在家里看电视或者跟朋友聊天的时候。随后在我们转向更复杂的认知任务比如开车上路时，这个习惯在我们没有意识到的情况下被劫持了。我们把智能手机跟我们通常使用它们的更安全的环境联系在一起，即使环境变化导致更大的风险，这种联系仍然存在。在本书前面的章节中我们已经看到，人们可能会因为智能手机而过于分心，一边走着路、爬着台阶都可能会受伤。然而一边开车一边用手机要危险得多，稍有差池就可能会酿成大祸。

改掉这个会让人丧命的习惯并不容易。马丁提醒我们：“我们有一种错觉，就是认为我们有意识的大脑在控制着局面，如果我想到什么，我就会做什么。”但实际上，是习惯在控制我们，成瘾尤其如是。但这并不意味着我们对此无能为

力。改变的办法之一是通过立法采取集体行动。我们可以也应当游说议员不要只是通过一些效率很低的让司机把手空出来的法律，实施现有的和未来的法规，而是还要做得更多。而且，因为法律上的改变总是很缓慢，我们也应该施加社会压力，努力纠正我们自己、朋友和家人身上的这些危险习惯[45]。

首先，跟任何习惯和成瘾一样，我们需要认识到自己有问题，并下定决心去改正。其次，选择一个特别的日子作为开始，并给自己足够长的时间专注于这项任务，心无旁骛。改变不可能一蹴而就。人们普遍以为，养成好习惯，或改掉不良习惯需要三四周时间，但这是个误解。实际上，改变习惯需要的时间因人因事而变化很大，通常都比三四周要长得多。考虑到分心驾驶的风险那么高，我们还是必须坚持自己的计划才行[46]。

第三个建议是制定一个开车前的简短程序，算是一种检查清单，用来确保你在发动汽车之前已经为上路做好了准备。清单上可能包括设置好歌单，把收音机调到你最喜欢的电台。如果是开车去一个不大认识的地方，需要开着导航，那就在出发前就设好目的地，并确保导航有语音提示。语音提示能让我们一直看着路，而不是去看屏幕。

第四，这里我们也可以好好利用技术手段，使之成为解决方案的一部分。苹果和安卓系统的手机会知道我们什么时候

在开车，还可以自动开启勿扰功能，让我们收不到通知和提 204
示。这些功能可以自定义，我们还可以自动回复短信，比如首选信息“对不起，我在开车，稍后回复您”就是个很不错的选择。我们甚至可以设置成允许特定联系人发来紧急消息，但这样的设置应当慎之又慎。还有一些免费的应用程序能帮助父母监督并防止孩子分心驾驶。这些监管系统当中，有些会在手机的移动速度达到某个设定值时就禁用某些手机功能，或是在十几岁的司机手动取消了勿扰功能时给他爸妈发警报。

最后一个建议是，作为司机要树立良好行为的榜样，作为乘客要做到该说就说。社会压力是推动改变的强大力量。如果是喜欢分心的司机开车带着你，告诉他们，他们的行为让你感到不安。身为乘客，请提供帮助。你可以帮司机导航，或帮他操作娱乐节目。如果违规者是你家孩子或你照顾的什么人，态度要坚决：要求他们开车的时候把手机交给你，或者帮他们把手机锁进副驾前面的杂物箱。就算是同龄人，你也可以尝试同样的办法，只是要拿捏好分寸。我们需要共同努力，好好记住道路更安全、事故更少和乘客安全的长期奖励。跟本书提到的其他建议不一样，这一个，事关生死。

## 十、正儿八经地休息一下

希腊数学家、工程师和发明家阿基米德是西方古代最伟大的一位思想家。他用自己的几何定理预见了现代的微积分，并最早推导出了圆周率的精确近似值。然而阿基米德最出名的事情可能还是发现浮力原理后的那一声惊呼："有了！"

故老相传，故事主角是一个名叫希伦的当地领主，拜托阿基米德帮他解决一个问题。希伦怀疑他的新王冠不像有人承诺的那样是纯金的，而是掺了一些银。他想搞清楚王冠到底是用什么做的，但又不想在了解王冠真实成分的过程中切开或损坏王冠。阿基米德接下了这个难题，但刚开始也一筹莫展。对这个问题苦苦思索了好几天后，他决定去一个大澡堂好好休息一下。

在大澡堂里的一个浴池里放松下来时，他注意到自己的
205 体重把浴池里的水排挤了出去。他知道金比银重，于是想到可以测量被排挤出去的水究竟有多少，然后用来计算王冠的重量，再把自己的发现跟已知的金和银的重量比较，这样就能知道希伦的王冠真实的成分了。这就是历史上那个著名的顿悟时刻（尽管对其真实性历史学家还有争议）。无论如何，阿基米德这个故事的重点经受住了时间的考验：灵感往往是在我

们的精神处于放松状态时突然涌现的[47]。

现代心理学家和神经系统科学家才刚刚开始了解为什么会这样。本杰明·贝尔德就是其中一位心理学家。他是威斯康星大学医学和公共卫生学院的研究科学家，研究方向是解决问题的方法以及精神状态和创造力之间的关系。以前的研究得出的好些结果都与直觉大相径庭，受此启发，他想了解心智游移是不是不仅能提高创造力，而且对解决问题来说还比全神贯注地思考更有帮助。

贝尔德的研究考察了 145 名年龄在 19 岁到 32 岁的成年人，把他们随机分配到一组叫作“多种用途实验”的任务中，这种任务被广泛用于衡量发散思维和创造力。任务要求参与者在有限时间内为一个常见物体（比如砖头）想出不寻常的、独特的用途，想得越多越好。贝尔德的研究关注的重点是在执行任务之前的休息时间。有些参与者在执行“多种用途实验”任务前，被安排做一些简单的事情，这样会促进心智游移，而另一些参与者在此之前分派到的是对认知技能要求很高的任务，会让心智游移的程度降到最低。

研究发现，在能促进心智游移的简单任务中休息一下之后，能显著提高解决问题和创造力的得分。这项研究并没有解释为什么心智游移可以提高创造力和解决问题的能力，但贝尔德和同事们倒是提出了大脑中一种可能在起作用的机制：

默认模式网络[48]。

默认模式网络是指一组相互连接的大脑结构，在我们醒着休息时，这些结构会同时在有意识和无意识的层面上起作用。跟大部分大脑网络都不一样，这个网络在外部任务需求较低时反而会越来越活跃。默认模式网络是神经系统科学家在开始分析各种各样的脑成像研究数据后偶然发现的。这些研究通常要求参与者在开始做需要他们做的任务之前安安静静地躺在那里，“只管放松”或“让你的心智游移起来”。刚开始，
206 这些指令只是用来在开始收集数据前校准神经成像仪器。但过了一段时间，神经系统科学家意识到，在参与者醒着休息的这段时间里，所有实验里都有同一个相当强劲的大脑网络被激活[49]。

现在神经系统科学家认为，如果我们在从事认知要求不高的任务或心智处于放松状态，我们所经历的内心独白背后就是这个网络。需要更多大脑资源的任务，比如注意力、情感或记忆，会使大脑相应地远离这个网络。但如果我们回到醒着休息的状态，没有明确定义的任务，这个独特的网络就一定会被激活[50]。

说来有趣，前额皮质在这个网络中也起到了极为突出的作用。就在顿悟之前，前额皮质中与心智游移有关的一些区域被激活，为新想法诞生做好了准备。回到我们把前额皮质比作

大脑交响乐的指挥这个比喻，设想我们默认的大脑模式就是管弦乐队开始演奏之前的热身时间。音乐家们在舞台上花了一段时间平静下来。有的人会稍微活动活动，看看自己的乐谱，整理整理面前的纸张，调一调乐器。还有的人会聊聊天，或就那么安安静静地坐着。但是到指挥请管弦乐队的演奏者注意时，他们会鸦雀无声，准备演奏出美妙的音乐。指挥敲击指挥棒之前那段用于准备的短暂的放松时间，对演出来说不可或缺。在这种休息的状态下，心智可以四处游移，直到前额皮质发出注意的指令。

尽管还需要更多研究，但现有证据已经可以表明，我们越是允许自己的心智四处游移，我们的思想就会越有创造力，思考也会更灵活。这说明了休息一下有多重要，特别是在现在这个全天候超级连接的世界里，让我们的心智在放松状态下游移有多重要。但休息一下并不是说我们把工作放在一边后用手机去查看电子邮件、社交媒体和新闻推送，那些任务在认知方面的要求通常比准备考试和处理工作任务要低，但仍然会让我们集中注意力。正儿八经地休息一下的意思是，让心智能四处游移[51]。

但是，对我们当中很多人来说，达到这种真正放空的状态似乎相当困难，而导致这种困难的很可能是数字时代的无数诱惑。2014 年，弗吉尼亚大学的研究人员进行了一系列实验，

想判断人们能否进入心智放松的状态，以及这种经历到底是令人厌恶还是很吸引人。团队先是招募了一些年轻的成年人，
207 要求他们在一个没有任何装饰的房间里度过一小段时间——6分钟到15分钟，并告诉他们只能靠在脑子里想事情打发掉这些时间。研究人员要求参与者把所有物品都放在房间外面，包括智能手机和其他媒体设备，还要求他们独自坐在座位上，并保持清醒。将近90%的人经历了某种程度的心智游移，但几乎半数都报告称自己不喜欢这种经历。

研究团队担心参与者不喜欢这种经历部分是因为对环境不熟悉，因此又进行了一个实验，这回年轻的参与者是在自己家里做同样的事情。这一次，将近三分之一的参与者报告称他们作弊了，离开了自己的座位或是偷偷用了智能手机。在该研究的另一个变化版本中，研究人员允许参与者读书、听音乐，但不能跟任何人交流。这个实验里面参与者的愉悦感略有上升。还有一项研究针对的是年纪更大的成年人，也得出了类似结果。

在这项研究的最后一个版本中，研究人员对规则做了些调整，给了参与者一个新的、会让人不安的选择。跟另一些实验一样，参与者得到指令在陌生的房间里安安静静地坐着，不带任何东西，也不用执行任何任务。但这一次所有人都被要求坐满15分钟，除非他们自己选择用一次电击来结束实验——

电击强度不高，但还是会让人不快。结果很让人吃惊，研究中三分之二的男性参与者和四分之一的女性参与者选择了电击，而不是跟自己脑子里的想法在那儿安安静静地坐上 15 分钟[52]。

这不是针对现代媒体、通信和信息技术的研究，但我们还是可以从研究结果中得出一些相关推论。具体来讲就是，读书和听音乐只能让人们独自静坐的愉悦感略微增加，也就是说，人们认为这些活动比无事静坐好不了多少。而且，作弊的人通常都是抓起智能手机，而不是去找本书来读。但最核心的见解已经足够清晰：人们总是希望能做点什么，任何事情都行，包括会给自己带来痛苦的事情，而不是什么都不做，任由自己的思绪天马行空。几乎任何刺激都比什么刺激都没有要好。

好在只要你愿意尝试，有很多办法可以帮助我们进入心智游移的状态。其中有些我们简直就无法避免：做点简单的家务，比如说叠衣服、洗碗，都可以是让大脑放空的良机。我们都听说过有人声称自己最好的想法是在冲澡的时候冒出来的，在喷头下面清洗自己的身体，这个简单的习惯性任务对很多人来说都对心智游移大有帮助。更刻意的办法是可以去散散步，最好是在大自然中。

对我们来说，重点关注两种已经有事实证明有助于大脑 208
健康的放空活动就够了，这就是冥想和体育锻炼。我们已经看到，科技生活平衡被打破，削弱了我们的前额皮质，也劫持了我们的奖励中枢。这两种活动能帮助我们修复这些损伤。有科学证据清晰地表明，冥想可以增强前额皮质的功能，而体育锻炼能帮助我们把奖励中枢重新定位到健康行为上。

正念冥想的大部分变化形式都来自佛教传统，一直到几十年前，这种活动都主要在印度和世界各地专门的静修中心进行。但脱胎于佛教的冥想活动已经在西方文化中存在了很多年，最近也变得大受欢迎。很多专家认为，冥想之所以流行开来，是因为在这个科技让我们越来越分心的世界里，冥想是时代弊病的良药。想要冥想的人是试图通过冥想得到他们在日常生活中无法得到的一样东西，就是宁静。有了宁静，大脑功能也得到了治愈和增强。其实在深思熟虑的练习中，冥想的好处数不胜数。就算只是稍微冥想一下，也可以显著降低压力和慢性疼痛，同时减少抑郁、焦虑和负面情绪，此外还会有很多我们想要的结果[53]。

为了了解冥想的威力，神经系统科学家研究冥想的效果已经二十多年了。大量令人信服的发现表明，冥想改变了我们的大脑，可以部分抵消移动媒体、通信和信息技术使用习惯对大脑的重装作用。前额皮质是大脑中与注意力集中有关的重点区域，因此不必奇怪这个地方也会参与冥想。研究表明，就算是短期的冥想练习也能让前额皮质和其他与情绪调节有关的大脑区域的血流量增加。实际上，各种各样的冥想练习会影响大量大脑网络，说明某些冥想方法可能会非常适合缓解压力，减少焦虑和抑郁[54]。

引发了很多问题的科学技术也能提供一些解决方案，冥想是又一个例子。移动设备上的冥想应用程序越来越多，给初学者和专家都提供了大量选择。这些应用程序会提供舒缓的背景音乐和大自然的声音来帮助用户放松，还会用各种各样的平静声音按时提供指导，帮助指导练习冥想的人。我的建议 209
是，尝试一下其中几种，做做实验，直到你找到最适合自己性情和风格的方法。

体育锻炼是冥想的完美补充，能给我们带来另一种正儿八经的休息方式，除了会给我们心智游移的机会，还会带给我们很多别的好处。体育锻炼对健康的好处已经有很多记录，而且简直可以说数不胜数。定期锻炼可以降低我们死于心脏病、糖尿病和中风的危险，也有数据证明可以降低某些癌症的发病率。随着我们年齿渐增，定期锻炼还能帮助我们的骨骼和肌肉保持健康，增加肺活量，降低关节炎和跌倒的风险，还能控制我们的体重。

这些都不是什么新闻。我们知道得不那么清楚的是，最近人们发现，定期锻炼对我们的大脑和心理健康都有很大好处。研究表明，锻炼可以增强适应能力，改善我们的情绪，降低焦虑，抵消抑郁。锻炼也能提升所有被媒体多任务处理伤害过的大脑区域的功能，增强我们维持注意力的能力和执行功能。事实证明，就算是短时间锻炼，比如一天十分钟那么短，都能提升注意力，让我们更加集中精神[55]。

体育锻炼有些好处要过一段时间才能显露出来，但也有些好处马上就能看到。这些立竿见影的好处就是以多巴胺形式出现的自然奖励。好好锻炼一次能让多巴胺和其他神经化学物质的水平提高，在锻炼后产生积极正面的感觉。体育锻炼会让多巴胺增加得非常多，甚至都有研究证明，体育锻炼可以让人们对滥用药物不再那么渴望。因此，锻炼甚至会被当成成瘾治疗的辅助手段，写进药方里[56]。

体育锻炼和冥想都能提供我们需要的真正的休息，让我们的思绪四下游移，帮助我们重新集中注意力。这些目标听起来好像自相矛盾，但实际上并非如此。有时候我们需要放飞自己才能重新振作起来，回到我们的日常生活中，重新充满活力和注意力。我们也需要让我们愿意这么做的空间，这样我们才会践行这些建议，重新夺回我们因为媒体技术使用习惯而失去的控制权。有益的习惯，比如深思熟虑的冥想练习和定期锻炼，能帮助我们打理自己的生活。整个过程中，我们可能会走几次弯路，也可能会犯错误。但只要我们在努力养成正面的习惯，就没有什么算得上是失败，都只不过是学习的机会而已。

我们越是重点关注我们日日夜夜、时时刻刻都在使用的技术
的影响，我们就会越愿意去改变。而我们越是肯用心，大脑就 210
会越好地为我们自己和我们所爱的人发挥作用。

最后要说的是，我们可能没有阿基米德那么聪明，但即便古希腊人也知道，休息一下是促成顿悟时刻的绝佳方式——至少传说是这么说的。至于说如何在工作中稍微休息一下，已有的建议堪称比比皆是——去外面呼吸两口新鲜空气，进入下一个任务之前把视线从屏幕上移开几分钟，等等——尽管如此，重新训练我们的大脑还是需要更多时间和精力。生活当中的很多自然奖励都不是轻轻松松、不费吹灰之力就能得到的。得到这些需要规划好，尤其是要考虑到我们这个数字时代的困难。但是，随着我们的技术使用习惯不顾我们的最大利益重装了我们的大脑，付出精力去改变也变得越来越重要了。好在就算是在如今的混乱局面中，我们仍然可以通过冥想和锻炼来保护我们的大脑。这两件事可以说是人类最古老的爱好，而现在也得到了严谨的科学研究的支持。

# 第十章
# 有希望吗?

211 我们有很多理由担心科技对我们的生活和大脑的腐蚀性影响，但也有理由相信，我们可以利用数字素养来改变我们跟移动媒体、通信和信息技术之间的关系。我们知道人类身上能发生正面积极的变化，因为以前我们就看到过。我想以四个明确的迹象结束本书，这些迹象表明，我们有希望。

## 我们越来越聪明

已故的詹姆斯·弗林大半辈子都在研究人类智力的变化历程。他进行的广泛研究表明，过去一个世纪，人类的认知和心理习惯发生了巨大变化，结果便是智商测试分数大幅度提高了。这个现象在 34 个国家都能看到，包括美国、澳大利亚、日本、韩国以及欧洲大部分国家。我们人类整个物种似乎都正变得越来越聪明[1]。

弗林认为，不断提高的智商测试分数反映出，在 20 世纪，应对这个日益复杂的世界需要的智商越来越高。从前，生活和工作的节奏很慢，教育很难获得，科技也没有这么发达。然而现代生活对认知提出了新要求，也迫使我们改变了对我们周围这个世界的思考方式。我们不得不对更多样化的对象分门别类，掌握更多的解决问题的技能，承受更多假说和抽象思维的负担，还要参与更多科学推理。通过更高质量的教育和培训机会，我们已经适应了这些要求。关于如何教育孩子才是最好 212
的，争论似乎没完没了，但过去一百年全球有机会读完高中上大学并拿到研究生学位的人，占的比例比以前更高了[2]。

弗林对智商测试得分的分析十分新颖，结论也十分简单。他认识到，智商测试分数的提高，以前都被方法上的一个古怪举动掩盖了。智商测试自从最早被发明出来，每隔几年就会被修订一次，好让得分的中位数一直保持 100 分。回顾早期的测试，弗林发现，每一次调整都会让达到中位数所需要的原始分数上升，也就是说，参加测试的人必须每一次都比上次做得更好，才能得到拥有中等智商的记录。这个调整平均每十年大概在 3 分的样子，随着时间推移，这个变化也在累积。弗林说："在智商测试中，我们不只是需要多答对几个问题，而是要比从智商测试发明以来每一代人答对的都要多得多。"

如果我们去看几十年前参加早期测试的人的得分，并用现在的测试将这些分数标准化，那么他们的平均智商会是70——现代轻度智障的分界线。同样地，如果我们把今天的测试得分标准化为一百年前的测试，我们的平均分就会达到130分，也就是天才的分界线。也就是说，如果今天的人去接受跟一百年前一样的智商测试，那么一个普通人都有资格成为门萨*会员。测量得出的智力在几代人中间有这么大的增长，现在我们称之为弗林效应。

对于智商的增长，专家们对可能的解释展开了激辩。有人推测，健康、营养和幼儿教育的改善都是影响因素。另一些人指出，教育的性质发生了变化，特别是重点从死记硬背转向了解决问题的技能。还有一个因素可能是，科学推理和知识现在更容易获得了。参加智商测试的群体也一直在变，例如移民模式的变化可能已经影响了测试人群总体上的构成，从而影响了人口层面的智商结果。我们的工作对认知技能提出的要求也越来越高，同时也影响了与教育有关的选择，并给了我们锻炼智力的机会。1900年，只有3%的美国人从事着认知要求较高的职业，比如教师、律师或医生。而今天，35%的美国人在
213 1900年还没出现的认知要求较高的领域工作，比如联合医疗、

* 门萨是世界顶级智商俱乐部的名称，由罗兰德·贝里尔和兰斯·韦林于1946年创立于英国牛津，其会员均是高智商人士。——编者注

咨询和计算机科学[3]。

最近的分析表明，弗林效应在过去几十年可能已经停滞了。我们有可能已经达到了人类整体上的能力上限。也有可能是因为，跟媒体、通信和信息技术有关的新习惯正在产生影响。但无论如何，既然认识到整个社会都可以在认知方面取得进步，而且几乎可以肯定，这些进步是我们为自己创造的环境带来的，我们就还是可以抱有希望。平均来讲我们变得越聪明，就越有机会成功应对我们面临的诸多挑战[4]。

## 年轻人是希望之源

媒体多任务处理越来越多，社交媒体使用也方兴未艾，与此相关的认知和情感缺陷让我们感到极为担忧。但我们也应当认识到，移动媒体技术也带来了一些好处。最大的好处有一条是，如今长大的孩子能接触到的信息和观点都比以前要多。前面我已经详细阐述过，更多接触也带来了挑战。年轻人也认识到了这些挑战：皮尤研究中心在对美国青少年的调查中发现，他们普遍对社交压力和网络上过多的“狗血”剧情很是担心。然而，绝大部分青少年也认为，社交媒体帮助他们建立了更牢固的友谊，也让他们接触到了一个更多样化的世界[5]。

移动媒体、通信和信息技术毕竟都只是工具。这些工具我们可以用来做好事，也可以用来干坏事，可以用来建立联系、增进了解，即便可能要以牺牲注意力和情感健康为代价。同样，青少年尚未成熟的大脑中尚嫌简陋的神经生物学基础有其两面性，他们的大脑在功能区域变得越来越专门化的同时，不同区域之间的关联也越来越有选择性。青少年尚未成熟的前额皮质缺乏自制力，这会让他们处于相当危险的境地。然而，同样的抑制解除过程也让他们更有开创性，对可能会带来好处的冒险行为也更加开放。

青春期是我们为了我们自己和我们的社群进行各种探索、各种试验的时期。每一代人都会在这段时期学习如何应对新的环境因素，比如成年人往往很难驾驭的重大技术变化和其他变化。发育专家杰伊·吉德就曾说道：“更有能力应对技术变化需求的人就更有可能成功繁殖后代，这是一种选择压力。
214 青春期大脑的进化与数字革命之间的关联并不在于这种选择压力，而在于让人类的青春期大脑适应性那么强的进化历史。”[6]

也就是说，是年轻人，也就是今天的数字原住民，在代表我们所有人适应着现今的数字革命。他们敢于尝试，也能创造性地应对风险，这样的倾向让他们成为这个新技术领域珍贵的指引。今天的青少年正在利用移动设备，以新的方式探索新的领域。他们比年长一些的成年人更愿意接受多样性。我们可以说，愿意跨越政治、语言、地理和文化的边界和鸿沟分享故事和思想，这样的意愿会在时间长河中让我们对陌生人更加宽容和理解，也可能会为减少今天在世界各地如此普遍的种族主义和惨无人道的事情出一份力。青春期的大脑在努力控制冲动、应对情绪困难的同时，也在独特的驱策下探索着这个世界，而为了应对我们面对的集体挑战、以更人道的方式接受我们周围的世界，我们所需要的正是这些。

我们人类在这个地球上生存的大部分时间里的平均预期寿命都只有 30 岁左右，而这 30 年里面大部分都是青春期。这段时间的神经元发育也伴随着风险，但青春期也是大脑发育的关键时期，我们强大的适应性、想象力和创造性地解决问题的能力都是在这个时期获得的。我们人类和我们早年的近亲利用这个发育阶段来应对异常严酷的环境挑战，已经有上百万年。这让我们觉得，未来仍然充满希望。

## 数字鸿沟正在填平

如果我们没能解决早期与现代媒体、通信和信息技术有关的一个令人烦恼的问题——让这些技术来到人们手中，我们就无从谈及生活在数字革命时代的挑战。新千年到来时，将近一半的美国人都是离线的。政治领袖和民间人士担心低收入人群和受教育程度较低的人，尤其是少数族裔，会被排除在新兴的数字经济之外，他们的担忧不无道理。然而还不到20年，2018年就已经有将近90%的美国人可以使用互联网，95%的美国青少年能用上智能手机[7]。同样的趋势在全球各地
215 都能看到。现如今，全世界约有94%的人能收到手机信号，只要他们买得起。而移动电话用户总数据估计在50亿到70亿之间[8]。

技术使用方面仍然存在一些差异。65岁或以上的美国人有将近三分之一不上网，而收入差距也仍然很显著。年收入3万美元以下的美国人使用互联网的比例更低，接入宽带网络的也更少。但与此同时，使用和获取互联网的种族和性别差异已经显著变小。皮尤研究中心有一份报告说："传统上在基本的互联网接入方面一直位于数字鸿沟另一边的人群，如今在使用无线连接上网。"[9]

这既是挑战，也带来了希望。智能手机用得更多，也就意味着更有可能掉进点击诱饵、强制循环、攀比、网络自恋和错误信息为我们设好的陷阱，这些东西会伤害我们的工作效率和重要的社交互动，让我们更分心、更分裂、更抑郁。然而只要我们跨越了数字鸿沟，随时随地都能获取的信息，以及更多的教育机会会在某种程度上给我们找补回来。我从来没说过现代技术生来就对我们不利，但是我们使用起来总是很轻率，

因为我们过于关注这些技术带来的兴奋和激动，而忘了去想想缺乏数字素养会有什么后果。即便如此，现代技术的前景仍然很真实，可以帮助我们所有人，让生活更美好。

## 技术也可以用来解决问题

从深圳到新加坡，从东京到特拉维夫，从波士顿到奥斯汀，以及世界上其他很多很多地方，学者、企业家和科技公司都在风险投资的推动下争相开发新的软硬件，好帮助我们顺利走过数字时代的新篇章。这很重要。如果想要用技术来解决问题，那么开发技术的人就需要开始换一种方式思考，不要老想着黑进我们的大脑，而是怎么让用户拥有更多权力。

我们已经看到了一些这个方向的转变——转向让生活更美好而不是会让我们养成不良习惯的技术。比如有些创业公司解决了父母监管的需求，帮助他们管理孩子的屏幕时间和对其他技术的使用。很多公司也都在开发用奖励来激励人们过上更健康、更积极向上的生活的应用程序。当然，在说到健康和健身应用程序时，有些观点我们还是要予以保留。用于疾病管理的应用程序的质量提高了，但很多健康和健身应用程序（本书写作时市场上有 35 万个以上）的开发者，大肆宣扬 216
的有效性远远超过了任何证据能证明的范围[10]。

另一个积极的变化来自那些最开始让我们对智能手机上钩的公司。包括苹果和谷歌在内的大公司正在采取更多措施，帮助我们管理屏幕时间，达到科技与生活之间的平衡。他们推出了一些新功能，可以限制我们花在设备和应用上的时间，让通知和推送不再分散我们那么多注意力，并让父母能更好地控制孩子的使用[11]。他们的这些举措表明，公众对技术使用的批评和担心，可能正在产生影响。公司也担心政府监管，因此可能会更加积极主动。促进科技巨头去推动“数字健康”的无论是什么原因，这些举措都符合用户的最大利益，因而可能也符合公司自身的利益。

企业责任的很多好处，以及让企业产生责任感的公众压力，可能都要未来才看得到。未来还会有更多技术进步，会改变我们口袋里的移动工作站（我们含蓄地称之为智能手机）的工作能力。随着人工智能和增强现实技术的进步，这些技术也会成为我们生活的一部分，创造新的机遇，但也会带来新的困境。在今天改变公众态度，提升数字素养，能让我们明天走上更好的道路。理想情况下，每一次推出新的软硬件都要考虑到有益健康的使用习惯。我们也有机会影响立法者、监管者和市场，让他们化被动为主动，为预防某些问题的出现出一份力。

## 人类的大脑有能力改变

最后一点是，我们所有人身上生来就有地球上仍然最先进的技术——适应能力极强的一个器官。它能够为了应对我们整个一生中不断变化的需求而改变。我们的大脑在经历了幼年的爆炸性增长和青春期这段独特时期后，并非不再变化了。就算是成年人和老年人的大脑，也在响应学习、遗传指令和环境变化的过程中不断产生着新的神经元，建立新的神经元连接。

神经可塑性，也就是在大脑中形成新的神经元连接，这个过程永远不会结束。神经元不断生发出触须状的结构，我们称之为树突，跟其他神经元之间搭起了桥梁。这些新的神经元连接我们称之为突触，是学习的基础。与此同时，我们的大脑也
在通过细胞凋亡，也就是包括神经元在内的细胞消减并最终 217
死亡的过程来修改自己。在我们一生中，神经元都会以一种协调一致的方式死亡。这些不断形成和凋亡的过程影响着我们的感觉、思想和行为，让我们能够对周围环境中的刺激和不断变化做出回应。

大脑除了能形成新的突触，还能产生新的神经元。以前科学家认为，成年人大脑中的神经元只能达到一个固定数目，之

后随着年齿渐增只会慢慢减少。然而最近的神经科学研究清楚地表明，大脑不仅有神经发生的能力，而且这个过程自然而然。海马体是皮质下的一个专门区域，对某些类型的记忆和学习至关重要，这里每天都会产生好几千个新的神经元，让终生学习成为可能。但是有一个问题：这些神经元大部分在新生成后的几周内就会死亡[12]。

为什么呢？从动物学研究中我们知道，神经发生遵循一条很简单的规则："要么用起来，要么就丢了。"这句话里的"用起来"意思是努力学习，需要经过多次尝试、集中注意力、花时间获取知识或技能的那种。心不在焉、走马观花地看点什么资料，或是随便看看工作或学习中的什么活动是不够的。努力学习的回报不仅是能学到新习惯和新技能，还有大脑里的新神经元能带来的好处：随着年龄增长，我们的记忆和大脑功能会逐渐丧失，这就是神经认知衰退，而这些神经元增加了我们对神经认知衰退的抵抗力。我们越是以有益健康的方式使用大脑，我们的神经元就越是会以健康的方式给出回应。但这种情形的反面也成立。神经可塑性是一把双刃剑，是我们发挥潜力的关键，也是我们在时间长河中都会很容易受到不良习惯和成瘾影响的原因。

我们适应能力惊人的大脑会帮助我们度过正在经历的技术革命，尽管这场革命很可能会在未来几十年加速进行。但活下来和活得很好是有区别的。如果我们想好好利用这场越来越日新月异的革命，以及这场革命带来的一切，我们就需要积极主动一些，而不是只能被动应对。

为什么我会谈到数字素养和科技生活平衡的必要性，就是这个原因。数字时代的成果会带来那么多好处，即将到来的任何技术也都蕴含着巨大的可能性。但我们也会失去很多东西，除非我们能好好利用我们的工具，而不是被我们的工具控制。如果我们仍然以极为被动的模式来应对，我们就无法做到这一点。互联网大规模普及已经 20 年，智能手机出现也已经有 15 年了，但我们仍然会被肤浅的内容诱惑。我们条件反射般回应每一次信息提示音，无脑地大规模改变着我们的行为 218
习惯，而这些行为习惯会对我们和我们孩子的大脑都带来极为真实的负面影响。我们被兴奋之情蹂躏着，被超级刺激吸引着，由此养成的习惯也伤害着我们。与此同时，我们也成了无休止的分心的牺牲品，而分心会降低我们的工作效率，让我们难以维护重要的人际关系，破坏我们的心理健康，某些情况下还会把我们的身体置于严重的危险中。

有些人可能会说，我们就是寻求奖励的机器，进化出来就是为了经历我们能享受的快乐。如果强制循环会让我们感觉很好，那何乐而不为呢？然而，尽管我们是为奖励而生，但我们同样也是为平衡而生。前额皮质是我们个人交响乐的指挥，我们的神经犒赏系统会受到前额皮质的补充和制约。我们也已经看到，前额皮质是我们的进化史和所处环境的产物，会通过阻止我们全身心地追求短暂的快乐来防止我们伤害自己和我们的社群，这是前额皮质的目标之一。人类并不是天生就会屈服于我们遇到的任何快乐。我们生来就是为了平衡这些奖励与学习、智慧、同情心和友谊等更令人满足但没那么立竿见影的好处之间的关系。

现在是时候主动起来，好好保护我们珍贵的大脑了。有了计划、远见和考虑周详的科学调查的指引，我们能够齐心协力，把人类放在技术革命的中心。这个社会的任何一部分都不可能单凭一己之力就完成这项工作。我们需要科技行业的领头人认识到用户控制和以人为本的重要性。我们需要教育工作者来教给我们数字素养。我们也需要政府来推动课程、传递信息并适当监管行业，因为行业利润往往会给公众带来巨大风险。

而我们所有人都可以在个人层面上采取一些简单的步骤，实现我们自己的科技生活平衡，保护我们生活中的年轻人不要受到新移动媒体、通信和信息技术最恶劣的影响。在评估智能手机、社交媒体和其他数字奇迹在我们自己的生活中发挥的作用时，我们必须诚心认可，技术本身并没有什么必须达成的目标。所有技术都像俗话说的刀——在杀人犯手里，刀是会带来毁灭和死亡的凶器；而在外科医生手里，同样的工具却会带来疗愈，带来新生。不同之处在于意图和动机。技术理应为我们所用，而不是我们为技术所用。就这么简单。

# 致谢

我首先想要感谢的是诸位学者，为了解答本书涉及的那么多难题，他们废寝忘食地工作着。我也是做科学研究的，我知道研究那些问题有多困难，他们的努力值得赞赏，而对于有机会跟学术期刊读者、学术报告厅和会议室听众以外的人分享他们辛勤劳动的成果，我也心存感念。

我也想感谢我在媒体和市场研究领域的客户和同事。2006年进入这个行业时，我以为营销人员就是消费者欲望的权威，会用理性说服人们买这买那。但我的客户，很多都是在为财富500强品牌工作，他们欣然接受神经科学的最新见解并应用到他们的商业活动中，也让我对这个行业有了新的思考。他们是消费者神经科学的先驱，也是跟我一起学习消费者行为的学习伙伴。随着时间推移，我看到自己的想法和这个行业的思想都发生了巨大变化。体现出来的转变包括广告从强调权威性变成了强调真实性，从强调理性变成了强调情绪，从尝试说服消费者变成了尝试吸引消费者。这是我们从消费者神经科学领域学到的。消费者希望能自主选择对他们最好的选项，而不是被操纵。要做到这一点需要冒险，也需要愿意去检验神经科学能加深我们对消费者行为的理解这一曾经很激进的观点。对敢于深入探索的市场和媒体研究人员，我表示诚挚的感谢。

我还想感谢帮助神经科学研究走进公众视野、引起公众注意的诸多记者。他们都很擅长把复杂的神经生物学的科学发现提炼为通俗易懂的形式，从而为我提供了源源不断的灵感。很多记者还单独采访过我在书中援引过的一些研究人员，提供了大量可供引用的材料和信息。

其中一位记者，我想要在此表示特别感谢，他就是在《媒体邮报》(*MediaPost*) 工作的乔·曼迪斯 (Joe Mandese)。2011 年，在喝下无数杯咖啡、无数次促膝长谈后，乔邀请我担任 MediaPost 旗下《媒体杂志》(*Media Magazine*) 一期特刊的特约编辑。在那个项目里面，我和乔一起写了很多篇文章，内容包括屏幕使用激增、媒体多任务处理兴起，以及神经科学在增进我们对消费者行为的理解方面的潜能。我们的文章从神经科学和大脑的角度出发，覆盖了音乐、怀旧和广告。跟职业编辑共事的经历实在是无与伦比。我们制作了一期独特的作品，把神经科学的概念与更传统的市场营销和媒体的观念结合了起来。乔鼓励我写作本书。对此，也对他的睿智、他的愿意倾听，我满怀感谢。

还有我那些不可思议的朋友，是他们帮助我蹚过了出版的神秘道路。从构思到最终付梓，斯蒂芬·肯德里克（Stephen Kendrick）、莉兹·肯德里克（Liz Kendrick）和吉姆·惠特斯（Jim Whitters）一直都在支持本书。除了他们，还有哈佛大学出版社能力超群的编辑、思维缜密的专业审稿人员以及我其他非正式的评论员，他们对本书早期手稿的评论价值非凡。所有这些评论员都是我的朋友，也都是为人父母的人——他们和我一样，对在这个数字时代养育孩子的挑战忧心忡忡。把复杂的科学变得通俗易懂是一项艰巨的任务，与激发父母以不同方式思考数字素养以及他们自己和所爱的人滥用移动媒体、通信和信息技术的后果一样艰巨。要不是有这些担心孩子心理健康、愿意沉思的父母的反馈，本书也不可能写出来。

还有我的爱妻让尼娜（Jeannine），在我离开医学的学术领域走进业界时，她一直支持着我，她是我在消费者神经科学这个新兴领域的战友，也是跟我一起抚养我们三个可爱孩子的队友。让尼娜和我经常聊到我们的家庭媒体计划，在这个移动媒体技术随处可见的世界里，我们和所有父母一样举步维艰，在我们小时候这样的世界还无法想象。她的观察力极其敏锐，本书有不少想法便得益于此，我也要因此感谢她。

最后要感谢的是阿斯彭研究所和2014届“骨头与大象”亨利·克朗研究生班的所有成员。“阿斯彭全球领导力网络”

充满了鼓舞人心的人，大家都在做着会对地球产生积极影响的伟大工作。我的班级成员一直支持着、推动着我，让我做出了最好的工作，他们的力量有时很温和，但在需要的时候也会相当有力。本书是阿斯彭计划以及跟那里的朋友和同学们一起对话的直接结果。谢谢你们。

注释、索引

(扫码查阅。读者邮箱：tzyypress@ sina. com)

北京市版权局著作权合同登记 图字：01-2024-4346

**图书在版编目（CIP）数据**

放不下的手机：你的失控，来自被重装的大脑 /（美）卡尔·D. 马尔奇（Carl D. Marci）著；舍其译. 北京：中国科学技术出版社，2024. 9. -- ISBN 978-7-5236-1004-6（2025. 5 重印）

Ⅰ. R395. 6

中国国家版本馆 CIP 数据核字第 2024MX3529 号

---

| | | | |
|---|---|---|---|
| **执行策划** | 雅理 | **责任编辑** | 刘畅 |
| **特约编辑** | 刘海光　陈邓娇 | **策划编辑** | 刘畅　宋竹青 |
| **版式设计** | 韩雪 | **责任印制** | 李晓霖 |
| **封面设计** | 众己·设计 | | |

---

| | |
|---|---|
| **出　　版** | 中国科学技术出版社 |
| **发　　行** | 中国科学技术出版社有限公司 |
| **地　　址** | 北京市海淀区中关村南大街 16 号 |
| **邮　　编** | 100081 |
| **发行电话** | 010-62173865 |
| **传　　真** | 010-62173081 |
| **网　　址** | http://www.cspbooks.com.cn |

---

| | |
|---|---|
| **开　　本** | 889mm×1194mm 1/32 |
| **字　　数** | 200 千字 |
| **印　　张** | 11.75 |
| **版　　次** | 2024 年 9 月第 1 版 |
| **印　　次** | 2025 年 5 月第 3 次印刷 |
| **印　　刷** | 大厂回族自治县彩虹印刷有限公司 |
| **书　　号** | ISBN 978-7-5236-1004-6/R·3337 |
| **定　　价** | 76.00 元 |

---

（凡购买本社图书，如有缺页、倒页、脱页者，本社销售中心负责调换）